《醉花窗医案》乃清代咸丰年间进士王堉所著。医学大家耿鉴庭、谢海洲，本草专家刘寿山，现居山西的第三届国医大师王世民等，均参与过此书之整理流传，并予以极高评价。

《醉花窗医案》由脉论病，善用古方而不拘泥；文辞优美，化用典故而不着痕迹，字里行间更兼及晚清时政。书稿距今已150余年，时代更迭，风俗语言变异，完全理解作者原意困难重重。

编者参考近百种医学和史学著作，

详加考订王堉生平及手稿流传，

注解文中提及之晚清时事政治、

考试制度、典故生僻字等。于医

理方面注重临床思维之钩玄，兼

及病情危重程度之判断方法、急

救技术、施治次序、相应的西医

学知识链接、中西医优劣的对比。

读者阅读中既能获得中医思维的

反复训练，又能对中西医急救方

面的一些优势互补有所了解。

读《醉花窗医案》笔记

陈腾飞 王 帅 编著

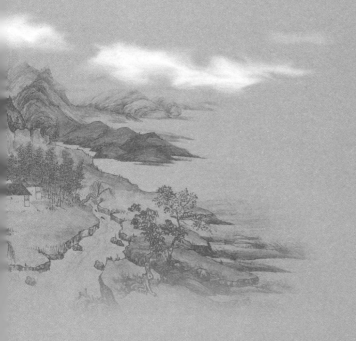

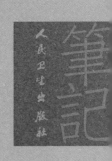

人民卫生出版社

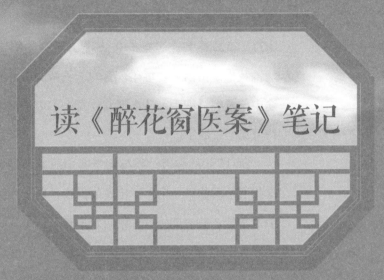

读《醉花窗医案》笔记

王堉，字蓉塘，号润园，今山西省介休市绵山镇人，约生活于1820-1890年。清代咸丰年间进士，曾任内阁中书之职，官居五品，宦游山陕十年。公余嗜医，为人诊疾多有奇效，《醉花窗医案》为其追忆治验而成。

序言

《醉花窗医案》是医案著作中少有的精品，这部医案我在2015年8月份就买了。开始认真阅读却是2017年的春节。医案的作者是山西介休绵山人王堉，我也是山西人。每年仅有的一到两次由京返乡，途中总要经过绵山。从车窗向外看去，山势巍峨，隐约可见一二庙宇。

2017年的春节，我与妻子回山西老家过年，这是我们婚后的第一个年。出发的前夜，妻子问我，途中带本什么书消遣好呢？我向她推荐了这本《醉花窗医案》。旅途带书，已是多年习惯，妻子也渐受熏染。她问我："为什么要带这本书？"我说："这书轻便，不占地方，且作者是山西介休绵山人，我们一路上大都在山西境内穿行，会路过绵山，也会路过医案里提到的许多地方，读着这本书，就仿佛行走在了书里。"

列车飞驰，我们安静地读书。不知不觉，窗外出现了绵山的轮廓。看到绵山，离家也就不太远了。我碰一碰妻子，指着窗外的山对她说："快看，这就是当年王堉生活的地方，他还在这山里采过草药。"妻

子揉了揉疲惫的眼，静静地向窗外望去。我忍不住打断她的凝望，"快说说，现在是什么感觉？是不是走进了书里？"满以为会有浪漫的共鸣，岂料她的回答是："读着费劲。"我让妻把"费劲"的地方一一找出来，我好凭借我自认"渊博"的学识为她指点迷津。可惜，没多久，我也觉着"费劲"了。

就在这匆匆的几瞥之间，我被书的内容深深吸引。王堉的笔下，每则医案篇幅短小，姿态却丰满异常，文史掌故与世间百态，不经意间就从笔尖滑出，往往看似轻轻一句，实则意味无穷。我对妻说："我们读得这么费劲，别人也不见得就能读得顺畅，何不认真研读一番，将疑问之处一一探明？"妻欣然赞同。

年假匆匆过去，拜别亲友，登车北上。接下来的一年里，我被派往301医院（现中国人民解放军总医院第一医学中心）的重症医学科学习。每天有2个小时在地铁上度过，读西医书读累了，就拿出《醉花窗医案》研读一两则，调剂一下。这时研读《醉花窗医案》还有一个好处，可以避免在纯粹的西医环境里荒废了中医本领。在地铁熙熙攘攘的人流里，游荡了1年，除了医院里学来的种种安身立命的本领，还积攒了这么一些读《醉花窗医案》的笔记。

《醉花窗医案》的全书不过5万字，为了读懂这5万字，我们阅读了数倍于此的文字，其中一半是医书，一半是文史。留下来的读书笔记分为两大类，一类以批注形式展示，主要是对原文某些词句的阐释，此类以非医学内容居多；另一类置于每则医案末尾，以"临床思维"冠名，此类多为医学内容，这类内容又常会引用西医学知识，此举不是借西医学以证实中医学之合理，乃是告知我们自己，我们不应对中医学术妄自菲薄。

为了满足好奇心，我们努力地考证了王堉的生平及《醉花窗医案》的版本流传，考证已经超出了我们的能力范围，疏漏之处在所难免。我们对于各医案的顺序，进行了适当调整，以便于同类对比，对于医案中涉及的方剂，在书尾列了索引，便于学习方剂之出处、主治及组成，对于王堉常用的十余首方剂也在此进行了总结。

格外需要声明的是，因从事重症医学专业，在读书过程中凡是遇到我自认为与急诊重症相关的，笔记总是过于冗长。无奈，职业习惯难改！

陈腾飞

记于2017年10月4日

序言

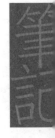

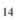

王堉传

王堉[1]，字蓉塘[2]，号润园，清代山西汾西州介休绵山镇[3]人。生卒年不详，根据《醉花窗医案》的文字记载推测，约生活在1820[4]～1880年[5]之间（生平重要事迹见表1　王堉年谱与历史大事件对照表）。

介休位于山西中南部，太行山北侧，汾河南畔。绵山镇在县之东南境，因境内有绵山而得名。时间前移2500年，晋文公初得霸业，正要择吉日封赏当年跟从自己流亡的臣子。其中一位名叫介之推（又称"介子推"）的人，他曾在流亡途中割下自己腿上的肉，煮熟了给晋侯充饥。介之推耻于言禄，并就此事发表了一番高论[6]，"天未绝晋，必

[1] 王堉："内有积热，伤风致疟"案，有"王老精于医"之说，故知其姓王；"风寒水肿，误作虚治"案有"堉屡欲施治，而家君素不服药"，故知其名堉。

[2] 蓉塘：《醉花窗医案·自序》落款为"咸丰辛酉夏，蓉塘氏识"，耿鉴庭先生据此推断，蓉塘为王堉的字。

[3] 绵山镇："痰热上潮，喉中结核，数年不孕"案中有"适吾乡大郎神村宋"记述，大郎神村即属于绵山镇，故据此推断王堉为绵山镇人。

[4] 1820：1820年，"子痫"案记载"丁未戊申间（1847—1848年），余与诸窗友伴读于里中文庙。有窗友燕君名受祯宽于量，而艰于读，年近三旬，文笔尚未清，故屡试蹶焉"，由文义推知王堉此时年纪小于30岁，约为20岁，故将其生年定为1820年前后。

[5] 1880：《醉花窗医案》最晚的时间为1862年，"壬戌夏，定襄县试，幼翁邀余阅卷，与梅翁朝夕聚谈"，此时40岁，往后移20年，将其卒年定于1880年。

[6] 高论：见《左传·僖公二十四年》。

1

将有主。主晋祀者，非君而谁？天实置之，而二三子以为己力，不亦诬乎？窃人之财，犹谓之盗。况贪天功以为己力乎？下义其罪，上赏其奸，上下相蒙，难与处矣"。遂携老母隐居绵山。据说晋文公一心想要找到介之推，遂从三面烧山逼介之推出山。大火3天才熄灭，仍未见介之推的身影。搜寻的兵丁在一棵枯树旁发现了介之推母子的尸骨，为了纪念介之推，便把此地方命名为介休，并在每年此日禁烟火吃冷食，遂有后世之"寒食"与"清明"两节。

王堉约在1820年出生于绵山脚下，当时嘉庆皇帝驾崩，道光帝刚刚继位，年轻而有为。康乾盛世的余韵，仍笼罩在这广袤的华夏河山，四海之内歌舞升平。此时国际社会正在酝酿着剧变，经历了工业革命的帝国们，时时准备叩开中国的大门。王堉和那个年代的多数小孩一样，要接受私塾教育，为以后的科举做准备。到了读书的年级，王堉被送到庞芸圃夫子的私塾[1]进行启蒙教育。私塾教育有长有短，短的3个月，长的也不

王堉传

葺记

[1] 庞芸圃夫子的私塾：医案中有给庞芸圃及其家人治病的记录，治病的地点在王堉家乡，由此推断庞芸圃生活在当地，是其私塾时的老师。

2

过1年。读完私塾就要开始自学或游学的生活了。

王堉每天都温习课业，"四书""五经"已经读得很熟了，其他如《史记》《十三经》等也时时涉猎。1840年，鸦片战争的炮声已在广州码头隆隆响起，而王堉在绵山深处的生活仍和往日一样宁静。通过多年的读书求学，王堉已经养成了自学的习惯，凡生活中遇到疑惑的事物，总要想办法研究明白。对于医学，也是这样。

1841~1842年间，王堉的母亲因积劳而成疾，患上了慢性肺病，天气稍有变化，不慎受风，就要急性发作，发则高热恶寒，头痛难忍，咯吐大量的稀痰。1年后又不幸染上了疟疾。肺病和疟疾还没好，又被新流行的瘟疫所传染，从此卧病不起好多年。母亲卧病的这些年，经常要请医生来家里诊治，先后经过几十个医生诊治，病才慢慢好起来。母亲卧病的这些年，王堉无时无刻不在膝下精心侍奉。每次医生开了处方，王堉就去药铺将药买来，煎好给母亲喂下。老话说"为人子者不可不知医"，母亲的病缠绵不愈，王堉作为孝子，萌生了研究医学的想法。王堉从各处借来一些医书，在攻读举子业的间隙偶尔读一读，后来再有医生给母亲开方，王堉总要拿方子和医书对照研究一下，了解每味药的功效，再研究整个方子是否与医书上的论述吻合。通过研究发现，这些来诊病的医生中，对病的议论分析和所用方药，十个里有五六个都是与古医书不吻合的。王堉索性照着书给母亲拟方煎药，偶尔还能取得满意的疗效。

王堉读医书给母亲开药，只是举子业之余偶尔为之，并没有打算以医为业。随着乡亲们往来串门拜访，王堉能读医书开药方的消息不胫而走。那个年代医生非常缺乏，随便认得几味药的人都敢开业行医，医生水平的低劣直接导致许多病治不好甚至治坏。邻里们听说王堉能读医书，生了病也试着找他诊治，毕竟他是读书人，比胸无点墨的药贩子可靠一些。乡亲们既然有求于王堉，他自然义不容辞，不会看的病也要对照着医书把方子找出来。这样一来二去，他就成了大伙眼中的医生了。

　　1844年的夏天，村里有个人得了眼疾，这人不是旁人，正是村里行医卖药的医生郭鹤轩[1]。郭医生觉得自己的眼病是火热上冲，就用了黄连、山栀子、菊花、薄荷一类清热明目药，没想到吃完不仅没好，反而加重了，不得已就来找王堉看看。王堉只是业余给人治病，既不收诊费也不卖药，且常有从王堉这里开了方去郭鹤轩那里买药的，他们2人之间并没有利益竞争。王堉根据自己学到的眼科知识，先检查了眼睛的外观，不红不肿也没有目翳，只是黑睛上有一点发红，切诊发现是沉数细弱的脉象，就处以杞菊地黄汤，吃了3剂就全好了。郭鹤轩被神奇的疗效所折服，择日备了酒席宴请王堉，席间谦诚地向之请教了医理。此事很快在邻里间传开，找王堉看病的乡亲们越来越多了。

　　王堉在乡亲间的医名日益隆盛，但他每次诊治还是非常谨慎小心，从来不敢没有依据地给人用药，每遇一病，都

[1] 医生郭鹤轩：见"阴热目痛"案。

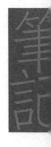

要对着书一一研究，仔细斟酌方药，真可谓"战战兢兢，如履薄冰"。看的病多了，查找的医书多了，积累的医疗经验也越来越丰富。后来王堉中了功名，宦海浮沉，同僚们听说他能看病，也都时常请他诊视，行医看病这件事就再也没有搁下。

1847年，王堉考中了秀才。考中秀才不是件容易的事，首先要经过县试、府试、院试3级考试，每次淘汰掉一半考生，3次考试都通过的才是秀才，中了秀才的第一年，每月还需考核1次[1]。为了好好攻读学业应付考核，王堉搬到了乡里的一个寺庙去住。古代的寺庙承担很多业务，住宿即是其中一项。这个寺庙里的昌裕和尚，素来无赖，因为王堉的入住不得不有所收敛，对乡里少做了些恶事。

王堉那个年代的读书人，既要通四书五经，也要学些天文历法，以备不时之需。医学里有一项和天文历法密切相关的学问，即五运六气学说。王堉对此学说进行过深入的研究。和今天懂运气

[1] 邓嗣禹.中国考试制度史[M].长春:吉林出版集团责任有限公司,2011:166-182.

王
堉
传

学说的人一样，王堉也养成了每年年初推算一年运气的习惯。他推算到这一年是太阴湿土司天[1]，太阳寒水在泉，五月到六月间会出现降雨降温。到了五月，果然阴雨连绵经旬，绵山一带人民居住的地方地势低湿，容易感受寒湿而病疟疾和泄利，因此预先配制了一坛常山酒。六月中旬果然疟疾流行，十个人里有五六个都患病了，王堉便把泡好的常山酒拿出来施舍给乡民服用，很多人喝了常山酒就好了。当时的清朝，没有完善的公共卫生防御体系，王堉的这一举措对于控制传染病的流行起到了很大的作用。

通过了秀才第一年所有的月考，王堉搬出了寺庙，和一些同学们在乡里的文庙相伴读书，以应付即将到来的1847年年底的岁考、1848年的科考和1849年的乡试。如果能通过乡试，就会授予举人。乡试每3年进行1次，在省会举办，共考3门科目，每门要考3天，在12天之内完成。考乡试的人会非常多，有时甚至超过1万人，而录取的名额只有

[1] 太阴湿土司天：《素问·六元正纪大论》：丑未之年，三之气，天政布，湿气降，地气腾，雨乃时降，寒乃随之，感于寒湿，则民病身重胕肿，胸腹满。

[1] 乡试每3年……录取的名额只有200人：陈季同.中国人自画像[M].桂林:广西师范大学出版社,2006:58.

[2] 张铁华：见"气郁吐痰"案。

[3] 姜验熊：见"过饮致泻，误用提补"案。

[4] 考中了举人……礼部主持的会试：邓嗣禹.中国考试制度史[M].长春:吉林出版集团责任有限公司,2011:166-182.

[5] 住在宣武门外：据赵珩《百年旧痕》知，宣武门以内属于内城，清朝汉人被限定住在外城，宣武门外会馆云集，进京赶考的文化人、汉族官僚士大夫都居住在这一带，形成了宣南文化地带。

[6] 三忠祠：《明史》将高邦佐、张铨、何廷槐三公列为"忠义"，云"邦佐与张铨、何廷槐皆山西人，诏建祠宣武门外，颜曰三忠"，该祠堂是奉旨而建，在清雍正、乾隆、嘉庆、道光、光绪年间多次修缮。

王埥传

200人[1]。王埥十年寒窗的苦功夫没有白费，他到了太原，一次就考过了乡试，中了举人，这一年是己酉年（1849年）。和他同时考中的，还有工部主政（相当于现在的部级干部）张汉槎的弟弟张铁华[2]、大同的姜验熊[3]等。考中了举人，便能获得政府的荣誉和银两补助，同时要准备第二年早春二月，去京城参加礼部主持的会试[4]。庚戌（1850年）新年刚过完，王埥拜别家人，去往北京参加会试。那年头，坐马车从介休的绵山往京城去，最快也需要半个月的时间。

上京赶考期间，王埥就住在宣武门外[5]的三忠祠[6]。三忠祠是纪念明末的辽阳、广宁之战中殉国的巡按高邦佐、张铨、何廷槐3位将领而建。3位将领都是山西人，后来围绕三忠祠修建成了三忠祠会馆，成了山西举子入京赶考的驿站。和王埥一起住在三忠祠的有许多山西举子，他们考试之余诗酒唱和，生活过得惬意极了。

二月考完了会试，稍事休息，便准

备四月份参加殿试了。这几个月王堉都住在三忠祠，闲暇之时也给举子们治病，被收录在《醉花窗医案》的有娄丙卿的唾血、姜验熊的泄泻。到了殿试发榜期，王堉中了进士，这一年是庚戌年（1850年）。进士还要再进入翰林院学习3年。王堉也从三忠祠搬去了襄陵会馆[1]居住。

王堉留在中央这几年，对政府一切实际政事，渐渐都有了了解。政府又给他一个好出身，将来定获做大官，他可以安心努力学习。他在进士留馆时期及翰林院时期，一面读书修学，一面获得许多政治知识，静待政府之大用。生活虽说很清苦，但也很清闲，没有什么事，今天找朋友，明天逛琉璃厂，检书籍，买古董。一意从师觅友，读书论学，学问基础更加坚实[2]。王堉的师友中，最著名的当属"三代帝王师"、文学家兼书法家祁隽藻，王堉曾给他治愈了眩晕和臂痛。王堉的医术也在交往中被广泛认可，很多同僚同乡找他诊治，他的病人群日益广大，可谓上至达官贵人，下至贩夫走卒。有时为人情所累，

[1] 搬去了襄陵会馆：见"风痰致咳"案、"酒肉内伤，感寒生痰"案，此2则医案都是王堉在襄陵会馆时所治。

[2] 中央这几年……学问基础更加坚实：钱穆.中国历代政治得失[M].北京:九州出版社,2014:135-136.

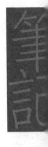

连最不愿打交道的戏子、妓女一类人，也不得不去诊治。

有一次，王堉在前门一带的酒市参加同乡聚会，酒席甫半，谈兴正浓，他的好朋友马景波孝廉的仆人，驾着马车匆匆忙忙赶来。见到王堉时，一脸焦急，自称他的主人得了暴病，危在旦夕。马景波和王堉都是翰林院编修龙兰簃的门生[1]，王堉大吃一惊，人命至重，容不得半点迟疑，扔下筷子就上了马车。马车曲曲折折走了好长一段路，但并不是去马景波住处的，心中不禁疑惑，便问车夫何往。车夫一边扬鞭催马，一边说：“老爷，您别着急，到了您就知道了！”马车径直到了八大胡同一带，入了陕西巷停了下来。这是王堉平时最讨厌来的地方，下车只见马景波好好地倚门站着，只是神色颇为焦急。王堉都没来得及问清楚什么情况，便被马景波拉进青楼，边走边道其原委：“王兄，我心爱的叉叉生病了，病得很重，生怕你不来，就编了这么一个瞎话。”面对好友的顽皮，王堉实在无话可说，进屋开

[1] 龙兰簃的门生：见“外感风热”案。

王堉传

始给之诊治。切了脉，王堉告诉朋友：
"这是感受了风热之邪，病势虽重，治疗却不难，只要一发汗就好了。"遂取来笔墨写了一首防风通圣散方，只把原方里的麻黄换成了桂枝。马景波一看方子里有大黄、芒硝，连忙劝阻，"王兄，叉叉身体如此娇弱，恐怕耐受不了这种虎狼之药吧？"王堉听了，以嗔怒的语气回敬了一句很经典的话，"君情深如此，怪不得叉叉为之倾倒，然君解怜香，我岂好碎玉耶，有病则病当之，不必担忧，赶紧派人买药去吧！"第二天王堉下班刚要进家门，好友的仆人又来了，神色比上次更加慌张，"老爷，叉叉的病更加严重了，我家主人请您再去诊治。"王堉着实吓了一跳，心想这么简单的病怎么吃药还加重了？便对仆人说："病情加重说明药不对病，赶快另请高明吧，我就不过去了。"仆人听了，故作为难地说："我家老爷盼您去，简直度日如年，您要不去，我实在没法交代啊。"王堉宅心仁厚，又跟着仆人去了。只见马景波愁眉紧蹙，焦急地说："王兄，病得更加严重了，怎么办啊！"入室只见叉叉还卧床蒙着被子，一揭开被子，只见花妆簇簇，叉叉像诈尸一样突然从床上跳了下来，招呼着丫鬟们一起叩头跪拜，"昨夜服了老爷的药，三更时便如大梦初醒一般，出了一身透汗，早上起来就全好了，为了感谢您，特地备了酒席请您，生怕您不来，所以编了这么一出。"真不知王垍此时的心情和表情如何。他素来不愿和这类人来往，托言还有公事要办。叉叉连忙跪阻，"自知垢污之肴，不足染高贤之腹。然献芹之忱，窃难自已"，说话之间眼泪就要掉下来了，这时顽皮的好朋友也一起劝说："喝青楼的一杯水，难道就能毁了您老的道统？快不要再惺惺作态了！"王垍不好再推辞，就相与狂饮，喝了很多酒，吃了很多菜肴，一直到凌晨1点多才散。王垍回到家里，发现包袱里多了1对罗香囊、2件紫绢方巾。这是那青楼女子趁其不注意时塞进去的，想作为答谢。王垍睹物不禁一笑，躺下便沉沉睡去。几日后托马景

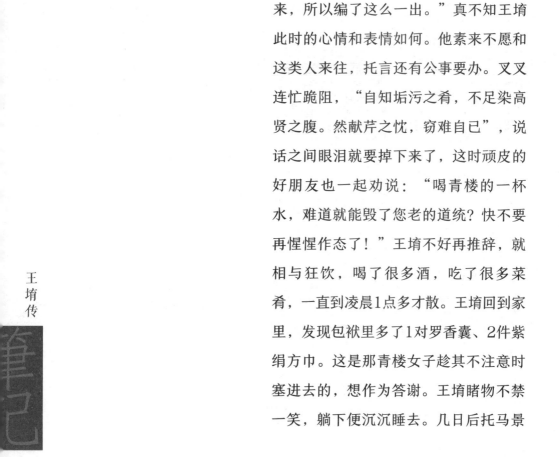

王垍传

波将礼物还了回去。

王堉的医疗事迹大抵如此，他善于从脉象中找出病之症结所在，或药到病除，或断以死期，从不故作姿态，抬高身价。对于诊病的报酬也从不计较，有钱人家在病愈后送些礼物，他也照单全收，贫苦之人则坚辞不受。从医德标准来看，王堉都做得很好了，只是对于刺血、排脓这些有辱斯文的肮脏活，除非是为了救治至亲或顶头上司，否则绝不愿意自己动手。他偶尔也会为同僚或上司配制一些市面上买不到的药。

时间过得很快，转眼就到了甲寅年（1854年）肄业之考。政府会根据考核结果安排职务，第一等的留在翰林院做庶吉士，第二等的做内阁中书。王堉考中了二等，分配了内阁中书的京官职位。内阁这个部门相当于现在的国务院，内阁中书官职不大，所在部门却是国家最高行政机构，最能增长见识。如果当够了年限，可外补同知或直隶州知州，或保送充任军机处章京，一般很受重视。内阁任职期间，王堉仍是拜师访友，增长见闻，学习为官之道，有时公务所需，也被派去圆明园值班。担任内阁中书的第三年，即丙辰年（1856年）春天，王堉得到了外出陕西补缺的机会。一般来说，清朝的京官比外官穷。外官有大笔的养廉银子，其数目常常是正俸的二三十倍，灰色收入也比较多。可是京官对外官的升迁和任命又有比较大的影响，"朝中有人好做官"的道理并不难懂，于是，在长期的官场交易中就形成了一种交换机制：京官凭借权势和影响关照外官，外官则向京官送钱送东西。送东西的名目包括离京送的"别敬"、夏天送的"冰敬"和冬天送的"炭敬"。"敬"的具体分量取决于双方关系的深浅、京官的用处和外官的肥瘦。若能去陕西补到实缺，则王堉读书致仕的理想才算正式实现。王堉拜别了京城的师友，又回了一趟老家，将家中的事物安排妥当，便带着随从和自己曾经的同窗李莲芳茂才一同向陕西进发。

王堉到了陕西的省会西安等待安排职务，因为是"需次"，需要按照次序安排实际的官职。这期间认识了沈小梅，沈小梅也曾在内阁工作过，算是王堉的前辈，现在西安任知府（相当于现在的西安市长）。沈小梅看王堉闲着没有公务，便常带他一起审理案子，也算是入职前的实习了。王堉受到了沈知府很多关照，在朝夕相处之中也学到了很多为官之道。丙辰四月到六月西安大旱，这在没有水利工程的黄土高原是非常严重的事情，省里的督抚们非常担忧。后来采纳了下属的建议，设立八卦坛祈雨。祈雨在古代是非常隆重的事情，是政府必须承担的安民举措。沈知府作为西安的地方长官，得承担具体的操办事物，除了派遣王堉等参加监管筑坛事宜，自己也忙得不可开交。劳累过度加之天气暑热，病倒了，可惜又被误治，竟然生命垂危。此事被王堉知道了，他连忙到府上看望，且力排众议，用大剂量清热解毒泻下的中药，逆转了病势，救了沈知府一命。这对于初到西安的王堉来说，是一件大事，他的高超医术开始崭露头角。各级官员们争相请之诊治，如西安粮道黄星垣、榆林观察（在西安办公，相当于现在地级市市长）武芝田、商州（现在陕西商洛市）知州（相当于现在地级市市长）赵笏山等。

就在王堉就读于翰林院的这几年，起源于粤西的太平军羽翼渐丰，太平军1853年占领南京，建立太平天国政权，清军屡次围剿不利，1856年更是被太平军攻破了江南江北大营。捻军也开始在北方兴起，攻城略地。内乱未平，又逢第二次鸦片战争爆发，清王朝再次陷入内忧外患的处境。是时，举国备战，清朝政府给每个省都派了军饷，而陕西因为贪腐严重库款亏空，迟迟不能筹齐军饷，负责钱粮的陕西布政使（相当于现在主管民政和财政的省长或副省长）芝邻，因为心理压力太大，得了呆痴病，坐卧不安，夜不能寐，或入寐即见厉鬼，常常自言自语，半个多月都没有办公了。请了很多医生没有治好，后来便请王堉诊治。王堉断为痰证，并宽慰之："大人不必多虑，病虽多端，卑职保能愈也。"亲自为之配制白金丸，继

王堉传

服控涎丹，病遂愈。

王堉在陕西刚刚打开局面，等待他的将是似锦的前程。然而，此时却接到了家乡的讣告，母亲病故了。古代做官的人，遇到亲人过世，要回故里丁忧，期限是3年，对于很多仕途关键时期的官员来说，是非常不利的，有人便试图匿丧不报。清朝的文官制度中，已经把丁忧法律化了，清朝政府是有明文规定的，匿丧不报者革职查办。《大清律例·礼律仪制》规定："内外文职现任官员，遇亲父母病故丁忧，离任守制二十七个月，不计闰；候补候选人员，遇亲父母病故丁忧，在籍守制二十七个月，不计闰。"丁忧期间，王堉在家乡闲居，很多被他治好病的领导仍时时来信问候近况，表示感谢，等等。

王堉丁忧27个月，再加每年的1个闰月，总共30个月。从1857年算起，至1860年已丁忧期满，可以继续做候补官员了。但王堉没有继续去浮游宦海，而是留在了家乡。他在家乡诊治了很多病人，如1860年给解甲归田的原江西参将李赓堂诊治胃中积滞、四肢肿胀；1861年给自己的年逾古稀的老父亲治疗风寒水肿；1862年给舅母诊治热病等。对于王堉不再继续做官的缘由，无从考证。当时的历史大背景无疑对他产生了一定影响：1860年，第二次鸦片战争打到了北京城，焚毁了王堉曾经当过差的圆明园，咸丰皇帝败逃，并死在了热河的避暑山庄。太平军也达到了最鼎盛的时代，再次攻破江南江北大营，挥师北上，大有一统江山的气概。

王堉此时已是不惑之年，宦海的浮沉，并没有影响其医术的精进。经历了6年的京城繁华，又踌躇满志地在古都西安闯荡半年，此刻在绵山脚下，有望不穿的山林，赏不完的冷月，闲居的日子里，两京[1]的生活如同梦幻一般在脑海浮现。何以排遣这些孤独？唯有付之于笔，记下曾经生活的印记。于是有了《醉花窗医案》这本笔记手稿，因手稿中多言医事，世故人情只在医事中穿插谈及，故被后世人以医案看待。

王堉觉得，眼下山河破碎，在这个

不省心的时代，做官真是个苦差，还是绵山下活得悠然自在。宁静的田园，明媚的窗户，过年时贴上的窗花还依旧红艳，何妨一卷书，一杯酒，醉老在这花窗之下！

表1　王堉年谱与历史大事件对照表

历史大事件	年份	王堉年谱
第一次鸦片战争	1840—1842年	习举子业兼因母病习医
《黄埔条约》《望厦条约》	1844—1847年	在家乡备考科举兼治病
多地农民起义	1847年	成功预测疟疾流行并备常山酒施救
	1849年	通过乡试中举人
道光病逝，咸丰即位	1850年	通过会试及殿试中进士
太平天国及捻军起义	1851—1855年	在京任闲职候缺
第二次鸦片战争	1856—1858年	在陕西做候补官员
咸丰败逃，火烧圆明园	1860年后	在家乡治病
与太平军激战	1861—1862年	写完《醉花窗医案》序言，在乡治病

　　《醉花窗医案》是王堉中晚年隐居故里时，凭借记忆和当年随手记录的一些手稿，整理而成的。王堉痴迷于医，而志不在于以医鸣世，就像他在《自序》里所说，并不是借此以流传后世。只是晚年无事，聊以消遣光阴而已。

　　清朝中晚期的医家们写的医书，常有在书的前面排满了序言、题诗，有时这些前言部分的篇幅足以与正文分庭抗礼了，无非是借当时名流之笔，以促进书的流传。王堉进士及第，官阶五品，京陕宦海浮沉10年，所交往所医治不乏当朝权贵，但王堉从不以医而谋私利。因其无意于传名杏林，故其行文虽以医事为主线，却与一般医案奢谈医理者有别，对于人情世故时代变迁，反而着墨更多。人生本就无常，得失荣辱，七情六欲，杂事纷纭，皆是病之成因，故医病以药只是下工，只有洞察疾病之后的人生百态，才能将病识得更加透彻。这些鲜明的特点，造就了《醉花窗医案》独一无二的地位。王堉当年留下遗稿，百年之后，无心插柳而柳已成荫。

王堉遗稿能传世，不是件容易的事情，这期间曲折而又精彩。一个人的恩泽很难波及三代之后，遗稿更是如此。王堉不以医药传家，遗稿很容易就散失了。

王堉身后，华夏已无宁日，时代变迁，家国破碎，故园易主，三晋大地乃至整个中国都历经了百般磨难。遗稿也随世事浮沉，后来流散于废品收购者手中。首先要感谢这个无名者，他愿意收下这个"废品"，而且没有把它当作废纸处理，把它当作了有一定利用价值，可以出售的物件拿去销售。

在1940年，这本遗稿终于遇到了它的伯乐——畜牧学家张仲葛[1]。张仲葛，1913年生于广东东莞市。1940年时他

[1] 张仲葛（1913—1999年），畜牧学家，教育家，北京农业大学教授，中国现代养猪学奠基人之一。最先系统挖掘整理中国优良禽畜品种资源和畜牧兽医科技史，并取得重要成果。

21

27岁，从其简历来看，他正在广西南宁农场从事畜牧工作。此时，抗日战争已进入最困难时期，南北交通阻隔。张仲葛赴山西，并从山西境内购买到《醉花窗医案》遗稿手抄本的可能性很小，想必此手稿已经随难民流落至广西境内。张仲葛并不从事医学行业，为什么会留意到《醉花窗医案》遗稿呢？因其从事畜牧业，又热衷于畜牧业的史学及考古，对于传统兽医学的内容多有涉猎，此后研究生涯中，曾发表过多部兽医相关的著作。中国的兽医使用的也是脏腑经络、本草、穴位，故对于《醉花窗医案》遗稿能慧眼识之。据耿鉴庭先生之《善本医书经眼录》记述，张仲葛以极低的价格，从摇鼓换糖担上买到了这2册遗稿。张仲葛廉价买到手抄本之后，珍藏于家中，他毕竟不从事医学行业，无法使之广为流传。直到结识了在北京中医研究院从事中药研究的刘寿山[1]。

据王世民的《侍师襄诊传心回忆录》记述，刘寿山祖籍是山西洪洞，出生在江苏沛县，1940年考入北平医学院

[1] 刘寿山（1912—1999年），生药学家，中药文献学专家。其主编的《中药研究文献摘要》，对中药文献研究做出了突出贡献。

（现北京大学医学部），后因病辍学。师从中药生药学家赵燏黄，1949年后在中央卫生实验院（中国医学科学院前身）工作，为文献学家龙伯坚助手。此后命运多舛，辗转被下放至陕西三原，终老于渭南，毕生从事中药生药及中药文献研究。刘寿山从张仲葛处看到《醉花窗医案》手抄本，再次进行了抄录保存（张仲葛珍藏的版本，后来交由中国国家图书馆收藏）。刘寿山不从事中医临床诊疗工作，熟稔于药而疏于医，他将抄本拿给了同门谢海洲[1]。他与谢海洲同拜在赵燏黄门下学习生药，但谢海洲主要以中医临床诊疗工作为主，对于《醉花窗医案》遗稿更能领会其医疗价值。谢海洲阅读后，为每则医案拟定了标题，现在看到的流通版《醉花窗医案》的医案标题，即谢海洲当年所标识。

刘寿山又将手稿交予耿鉴庭[2]研究。耿鉴庭是著名中医药学家，医史学家，中国中医科学院研究员，担任中医古籍出版社第一任副社长兼总编辑，对于中医耳鼻喉科学、医史学做出了卓越贡

[1] 谢海洲（1921—2005年），著名中医药学家，教育家，北京中医药大学名誉教授，中国中医科学院资深研究员。对于诊治脑髓病、风湿病造诣颇深。

[2] 耿鉴庭（1915—1999年），著名中医药学家，医史学家，中国中医科学院研究员，曾任中医古籍出版社副社长兼总编辑。对中医耳鼻喉科学、医学史做出了卓越贡献。

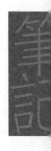

献。耿氏对于医史文物的鉴定颇为擅长，他阅读过《醉花窗医案》手稿，认定此为善本，是医案中少有的佳作，随即作《善本医书经眼录——醉花窗医案》一文发表，此文考证了《醉花窗医案》的作者生平，高度评价了该书的学术价值。借助耿鉴庭在中医界的巨大影响力，《醉花窗医案》迅速为医界所知晓。

随着"知识分子下放"运动的开展，刘寿山被下放到陕西三原的中国科学院分院。去往陕西的路途上，除了生活所需的物品，他还随身带了一些书籍，其中就有他抄录的《醉花窗医案》遗稿。《醉花窗医案》遗稿的作者王堉，生于三晋，进士及第后在京城候补6年，然后由京入秦补缺，刘寿山从北京至陕西时，随身带走《醉花窗医案》遗稿，想必也是想让这本遗稿再次沿着作者当年的足迹，来一次历史的回归。在陕西三原，刘寿山有更多自己可支配的时间潜心研究学术，《醉花窗医案》遗稿的研究整理再次被提上日程。刘寿山仍然需要一个精通中医临床而又具备文史功底的医家协助整理，这时他遇到了任职于陕西三原县中医院的房温如[1]。

房温如年长刘寿山10岁，青年时期就读于陕西三原正谊书院，接受过严格的儒学训练，为关中名儒牛兆濂和张元勋的得意门生。他后来曾建立私塾、开办学校、从事教育事业。闲暇之时专攻岐黄，遂精于医。他是由儒而入医的，文史功底深厚，而且经过了三十多年的临床锤炼，有丰富的临床经验。由房温如来整理《醉花窗医案》遗稿，再合适不过了。房温如研读《醉花窗医案》遗稿之后，将书稿重新抄录一份，依病证进行了分类。并由门人担任助手，查阅资料进行校释。

但是房温如的研究成果并没能展示给世人，《醉花窗医案》遗稿在山西人民卫生出版社出版时，仍是按照原稿的顺序排版，没有按房温如等所整理的依病证排序。1970年刘寿山授意学生王世民[2]联系出版社出版，1971年山西中医研究所以《醉花窗医案》为书名内部刊行，1985年山西科学技术出版社正式出版，并多次重印。

[1] 房温如（1903—1981年），字德润，陕西富平淡村乡古西堡人。青年时就读于陕西三原正谊书院，为关中名儒牛兆濂和张元勋的得意门生。曾立私塾、办学校、任主讲。继则专攻岐黄，遂精于医。著有《房温如临床经验录》。

[2] 王世民（1935—），山西中医学院教授，中医内科学专家，实验方剂学的开拓者。因其对中医学的突出贡献，被评为第三届"国医大师"。

附：医界关于王堉及《醉花窗医案》的研究论文目录如下。

1. 李一群, 邢晓雪, 吉学群. 探析《醉花窗医案》脉诊特色 [J] . 中国中医基础医学杂志, 2016, 22 (11) : 1455-1456.

2. 孙文军, 田青, 曲淼, 等. 王堉治疗痰病的学术思想 [J] . 中华中医药杂志, 2016, 31 (9) : 3455-3457.

3. 周路红, 宋志萍. 清代山西医家王堉治痰经验研究 [J] . 光明中医, 2016, 31 (12) : 1680-1682.

4. 李佳, 秦玉龙. 《醉花窗医案》应用平胃散及其类方的经验 [J] . 天津中医药, 2016, 33 (6) : 351-353.

5. 孙洁, 李秋芬, 王坤根. 《醉花窗医案》饮证诊治特点辨析 [J] . 浙江中医药大学学报, 2014, 38 (8) : 953-954.

6. 孙洁, 李秋芬, 王坤根. 《醉花窗医案》中的鉴别诊断方法 [J] . 浙江中医药大学学报, 2014, 38 (7) : 844-845.

7. 周路红, 宋志萍. 清代医家王堉和他的《醉花窗医案》 [J] . 光明中医, 2014, 29 (2) : 221-222.

8. 杨俊, 吴嘉. 《醉花窗医案》学术价值浅析 [J] . 国医论坛, 2012, 27 (1) : 17-18.

9. 禄保平, 巴明玉. 《醉花窗医案》咳喘诊治特点及其启示 [J] . 辽宁中医杂志, 2010, 37 (5) : 826-827.

10. 石垣生. 《醉花窗医案》简介 [J] . 光明中医, 2005, 20 (3) : 34-35.

11. 洪文旭. 《醉花窗医案》学术特色述评 [J] . 陕西医, 1998, (3) : 140-141.

12. 茅晓. 清代医家王堉临证经验杂谈 [J] . 山西中医, 1993, (1) : 2-3.

13. 郝印卿. 王堉及其《醉花窗医案》 [J] . 湖北中医杂志, 1982, (6) : 45-46.

《醉花窗医案》原序

余于岐黄，自愧未见门户，而每遇一病，必察其脉证之合与否，参以古法，心领而意会之，时时出于法外，而投之辄效。至素习之人，不必诊脉，或但问其形证，亦或一愈。历年已久，因将所临之症，笔之以备遗忘。

[1] 先慈：对过世的母亲的尊称。

[2] 宜人：妇女封号，封号由高到低为夫人、宜人、孺人等。明清时期，五品官员的妻子和母亲，封为宜人，据云此制度起于宋代政和年间。由王堉此处称谓推断，其官居五品。

[3] 大吐痰饮：由此症状推断，王堉母亲所罹患的，类似西医学的支气管扩张，本病易在劳累或寒温不适时急性发作。

[4] 举子业：为准备科举而读书，古代通称为举子业。

[5] 岐黄：代指医学，因中国医学起源于《内经》，此书以黄帝岐伯之问对行文，故后世以岐黄代指医学。

[6] 里党：意同"乡党"，即今日所说的街坊邻居，古代五家为邻，五邻为里。

[7] 医人之目：倒装句，"视之为医生"的意思。

[8] 一行作吏，同年僚属：一起当官的同僚以及科举考试的同学。

[9] 《金匮玉函》：即《金匮玉函经》，东汉张机著，为《伤寒杂病论》的杂病部分。

忆道光辛丑壬寅间，先慈[1]梁太宜人[2]，以勤劳故，膺痰疾，发则头痛寒热，必大吐痰饮[3]而后已。越年，发疟疾，继又染疫疾，卧床经年，药不离口，凡阅数十医而后痊。余时亲寝膳，见医立一方，必翻阅医书，较其药性，察其议论，其合古法者，十不四五。因私进一二方，间或中肯。然以攻举子业[4]，不暇留心岐黄[5]也。而里党[6]传闻，时或有人延余诊治，义不获辞，遂有医人之目[7]。每遇一病，不敢以私心揣度，不得不搜考医书，久而积累颇多。一行作吏，同年僚属[8]，亦皆知之，而此事遂不能废。因思《金匮玉函》[9]而后，医书已汗牛充栋，其中专门名家者，固各有心得之妙，即兼收综蓄，分门别类诸书，虽著书者不必皆其自得，而阐发先圣之微言奥旨，亦有足备流览者。无如学者挟一家之说，懒于收罗，宗仲景者薄河间，喜东垣者辟丹溪，依门傍户，施而不效，乃归咎于命，噫！岂足与语此道哉。

盖尝论之，庄生有言，六经者先王

之陈迹也，读书者得其意而已。若泥其迹象，则荆公之周礼，适误苍生；陈涛之车战，适害唐室[1]，岂书之咎哉。

　　余于岐黄，自愧未见门户，而每遇一病，必察其脉证之合与否，参以古法，心领而意会之，时时出于法外，而投之辄效。至素习之人，不必诊脉，或但问其形证，亦或一愈。历年已久，因将所临之症，笔之以备遗忘。偶有浅见，亦缀数语，以为之说，适见他人之良方，亦随录之，期公同好。若云问世，则吾岂敢。

咸丰辛酉夏，蓉塘氏识

[1] "荆公之周礼……" 4句：荆公即宋代王安石；《周礼》相传为西周初周公所著；陈涛，为地名，全称应为陈涛斜。这4句话用的是2个典故，即王安石根据古代周礼变法，结果反害了老百姓；唐代房琯，用古代战车在陈涛斜和安禄山同叛将打仗而失败，结果害了唐朝。意思是说行医看病，决不能泥古不化、墨守成法。

【临床思维】

　　这篇序言，是王堉的学医自述。王堉因为侍奉生病的母亲，经常与医生和药物接触。出于学者的好奇心，他常对着医书查阅医生的脉案和处方用药。从此，王堉的医学天赋日渐显露，在医学的道路上越走越远。

　　本篇自述充分显示了王堉的医学思想：其一，处方用药必有所依据，不宜师心自用；其二，对于医学典籍应多所涉猎，不宜囿于门户之见；其三，读医书不宜死于句下，临证时要灵活应变。

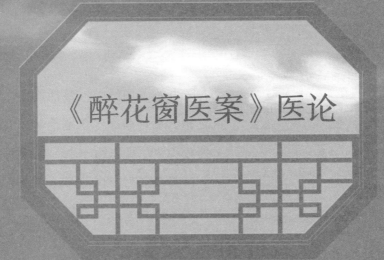

《醉花窗医案》医论

学者诚能熟读精思，本之仲景以正其源，参之
河间以穷其变，内伤则法乎东垣，滋补则遵之
丹溪，其于斯道，思过半矣。再能博极群书，
自有左右逢源之妙。于是得兔忘筌，得意忘
言，未有不精妙入神者。

[1] 河间之《瘟疫》：刘河间无以"瘟疫"命名之书籍问世，此处指刘河间对于外感热病的论著。

[2] 四大家：此处王堉将张仲景、刘河间、李东垣、朱丹溪并称为医学四大家，此"四大家"之说曾在很长一段时间内盛行（至明朝中叶之时，张仲景才被一些医家奉为医圣，清朝中叶才造就了其神圣地位并被医界逐渐认可），并借李中梓之《医宗必读·四大家论》而广为流传。比王堉早百余年而生的福建陈修园，因极度尊崇张仲景之著作，在其脍炙人口的著作《医学三字经》中，专门批判了李中梓四大家论述的错误，并将张仲景改为张从正。

[3] 津梁：津，渡水的地方。梁，桥。此处指学习的门径。

[4] 得兔忘筌：或作"得鱼忘筌"。筌是一种捕鱼或猎兔的竹器。言获得猎物就忘掉捕器了。比喻读书是为了求得知识，而不是为了书的本身。

[5] 得意忘言：原意是言词是表达意思的，既然已经知道了意思，就不再需要言词。由王堉之习医行医背景推断，其对于中医典籍重在领略其义，而不强调背诵原文，此亦是业余从医者与科班从医者之区别。

[6] 叩其书：叩，询问之义，询问同乡从医者所读的医书。

医书始《内经》，赅括群言，为医家之祖。后仲景之《伤寒论》，河间之《瘟疫》[1]，《东垣十书》，《丹溪心法》，四大家[2]如日月行天，江河在地，前辈论之详矣。然其卷帙浩繁，学者不免望洋而叹。近则钦定《医宗金鉴》一书，兼集诸家之长而条贯之，又分门别类，编为歌诀，使学者便于记诵，诚此道之津梁[3]也。学者诚能熟读精思，本之仲景以正其源，参之河间以穷其变，内伤则法乎东垣，滋补则遵之丹溪，其于斯道，思过半矣。再能博极群书，自有左右逢源之妙。于是得兔忘筌[4]，得意忘言[5]，未有不精妙入神者。每见吾乡业斯道者，叩其书[6]，小则《寿世保元》《医

32

宗必读》，大则《景岳全书》、张氏《类经》，是书岂为不善，无奈学者执一以求，胸中头绪不清，手下必歧误杂出，虽背诵《内经》无益也。噫！难言矣。

医书中方药之多，无过许景亮之《东医宝鉴》[1]，有一病而录数十方者，学者苟无根底，按而用之，反多遗误。惟其每论一症，必集诸家之说列于前，实为简便。甚至矛盾抵牾者，非胸有成竹，乌有别其是非哉！

《孙真人海上方》[2]，药味不多，施之辄有神效[3]。至《千金衍义》[4]则说多神奇，用圆、用散，多至数十味，且有用玉屑、珊瑚、空青、石胆者，穷乡僻壤，何能有是，学者求其说焉可也。

[1] 许景亮之《东医宝鉴》：许景亮即朝鲜名医许浚，《东医宝鉴》编成于明朝万历年间。此书编纂为政府支持之行为，时朝鲜宣宗王认为"中朝方书，皆是抄集庸琐，不足观尔。宜裒聚诸方，辑成一书。且人之疾病，皆生于不善调摄，修养为先，药石次之，诸方浩繁，务择其要"。此书现有中国中医药出版社2013年版本。

[2]《孙真人海上方》：孙真人即唐代孙思邈（541—682年），别称妙应真人、药王，号孙真人。《海上方》，据明朝隆庆六年重刻《海上方·序言》记述，此书原存于洞中石刻，因字小不便于检索，重新订正后再次刊刻于大石之上。此书现存《珍本医书集成本》，共载病证121种（病证有重出者），每病证下列七言绝句1首，以概括治法及药物，所用多为1味药之单方，全书不足4000字。

[3] 辄有神效：当代三湘名医彭坚，曾在《我是铁杆中医》一书中，述其家学渊源云：曾祖彭吟樵只身入长沙城闯荡，看到钉马掌工匠削马蹄甲，遂突发奇想，将马蹄皮于新瓦上焙枯，调上冰片、麻油，试治臁疮，竟然取效，由此医名鹊起。彭坚曾祖治臁疮之法，即出自《海上方》，姑举此例以证王堉所说之"施之辄有神效"。

[4]《千金衍义》：清代张璐撰《千金方衍义》一书，为《千金要方》注释之书，此处指孙思邈之主要著作《千金要方》及《千金翼方》。

【临床思维】

　　此篇《书论》将王堉学医所读之重要医籍，已悉数列出。观王堉诸医案中所用之方，亦多选自以上医籍。王堉想表述，读医书应从源头读起，首推《内经》，次为张仲景之《伤寒杂病论》，且读书时重在明医理，是否能背诵则在其次。其他可参考的书籍首推《医宗金鉴》，可涉猎的独特的医家，为金元之刘河间、李东垣、朱丹溪。对于方书的选择，注重实用的、能够就地取材的。

《醉花窗医案》医论

诊脉如审案

昔人谓用药如用兵，余尝谓诊脉如审案。其微言妙旨，前辈论之详矣。惟仕才[1]先生《四言要诀》，简明切当。其云：四时之脉，胃气为本，尤为诊家要着。盖胃气者，脉之神也。所谓神者，极力形容而总归之曰"有力"。窃谓"有力"二字，尚不足尽神字之义。盖有力而兼活动，不疾不徐，不软不硬，方是如春风弱柳气象。本此参之，百不失一。审案，有正凶，有左证，有致事之由，有受害之所，有连坐，有挂诬。审之既确，而刑罚之轻重随之。姑就一端言之，如脾湿停痰一证，脉必沉滑。则沉滑者，正凶也。而脾湿必便难，停痰必减食，此左证也。湿或饮水过多则兼弦，劳倦思虑则兼弱，此致事之由

[1] 仕才：即士材，明代名医李中梓，字士才，其"四言要诀"见《医宗必读》卷二。

也。或因湿而泄泻，或因痰而咳嗽，则泄泻者，右尺必虚；咳嗽者，右寸亦滑，此连坐也。且脾湿者，饮食不能健运，精液必致不充，则左尺必涩，此挂诬也。但识定正凶，健脾消痰，病皆自已。若治泄泻而止之，治咳嗽而清之，则抛却正凶，诛伐无过，必至不能治病，而反增他病也。故用药不过古人成方数十，传之于世，而用之或效或不效者，非笔下之愦愦[1]，实指下之未了了[2]也。

吾尝谓诊脉，须合三部十二脏腑，参考而斟酌之，方有定见。若诊寸而忘尺，诊右而忘左；滑则治其痰，数则去其火，虽有小效，亦难去病，况审之不清，而未必效乎。俟高明斟酌之。

[1] 愦愦：指烦乱，纷乱。《素问·至真要大论》："厥阴之胜，耳鸣头眩，愦愦欲吐，胃鬲如寒。"张介宾注："愦愦，心乱也"。

[2] 了了：指明白，清楚。

【临床思维】

"诊脉"代指临床诊断过程，此篇所论，为临证时疾病诊查思路。一言以概括之：注重核心病机，推崇"一元论"。这在中医临床和西医临床中是通用的。

笔者在家乡为乡亲义诊，患者往往喜欢说"把病看透了"，所谓"看透了"，即能给出一个明确诊断，并用这一个诊断解释种种困扰患者的临床症状。对于只能逐个症状做简单对症处理的，他们则称之为"看病看不透"。由此可知，不只从医者角度出发需要注重"一元论"，从患者心理来看，也非常乐于接受"一元论"。

审证与慎药

治病之道，如钥之启锁，无论显然相反，即相近者，辨之不明，治之不当而亦无效验。其间毫厘之差，千里之谬，如痰之与饮，皆水也，而有阴阳之分。温之与热，皆火也，而有微甚之别。其间或虚、或实、在腑、在脏，尤须详审。审之奈何？形、气、脉、证是也。合而参之，断无背谬。俗医知有心肝脾肺肾。而置六腑于不问，不知人生全以胃气为主，胃气盛，则脏腑皆盈，胃气衰则脏腑皆败。不但饮食谷气，全凭胃经生发，即病者服药，亦先入胃腑，而后达于它脏，故曰："得胃者生。"又诊脉以胃气为验。然则胃者生死之关也，不明乎此，而能达精妙者，未有也。且一病只有一法，故余治病未尝私自立方，所开皆古人成方，又不敢妄为增减。每见病者粗识字，则厌故喜新、求日易方药，不知药之为物，非五谷平和之气，利此则害彼，医士用之不当，必有诛伐无过之虑。久之，胸中混淆。病者非病病，乃药病也，富贵之家，尤易犯此，曾屡屡言之，以为以药饵调养者成。

"审证"强调辨证要细致入微。"无论显然相反,即相近者,辨之不明,治之不当而亦无效验",对于此句论述,久经临床者可达成共识。笔者的体会,对于脾胃虚弱舌淡者,若不能准确识别阳虚,误以为气虚而用补气健脾,则如隔靴搔痒,虽久久服药仍不能见效。此即相近者,治之不当而亦无效验。

"慎药"注重"保胃气"。山西名医门纯德哲嗣门九章在其著作《门氏中医临证实录》专列"大病以胃"章节,从理论阐释到临床病例讲解,细致探讨了大病保护胃气的重要性及具体操作方法,其云"大病以胃是指慢性病、疑难病及危重病的治疗过程中,应时刻注意顾护患者的胃气,通过扶助胃气,调整自身功能,使机体恢复正常的功能状态,从而治愈疾病",用药多采用小剂量频服,或者在治疗过程中交替服用顾护胃气的方剂。

治病不失人情

读《医宗必读》一书有《治病不失人情论》一条。可谓老成练达，道尽医家甘苦。

吾乡张公景夷之弟，素短于才，在湖南作贾[1]。年余而归，益无聊赖，兼嗜洋药[2]，一切衣物日用，仰给于兄。性近侈，私累丛集[3]，又不恭厥兄[4]，终日愤愤[5]抱闷气，食不沾荤，而糖饴瓜果之类，时不离口。辛酉夏[6]因而成疾，其兄延余诊之，六脉平和，惟左关滑，右关弱，乃气不伸而脾馁候也。因投以逍遥散。其兄以为颇效，而病者不任也，乃入城投荣医者治之。荣素迂滞[7]，问其形症，且恐货药无钱，遂以病不可为辞焉。张归则涕零如雨，其母素溺爱，亦

[1] 贾：作买卖的人，商人。

[2] 洋药：即鸦片烟。据《插图本中国毒品史——黑色的瘟疫》记述，英国人不满足于鸦片贸易的尴尬地位，借第二次鸦片战争之机，与清政府订立商约，称鸦片为洋药，可以合法进口买卖，每一百两征收税银三十两，此后，鸦片借洋药之名而畅销。[参考文献：朱庆葆，刘霆.插图本中国毒品史——黑色的瘟疫[M].济南：山东画报出版社，2012:1-2.]

[3] 私累：指因个人的家庭负担或私欲的牵累而负债累累。

[4] 不恭厥兄：恭，恭敬，谦逊有礼；厥，第三人称代词，他。

[5] 愤愤：见前文"诊脉如审案"批注。

[6] 辛酉夏：即1861年夏天，这一年八月咸丰皇帝于热河行宫（即现在的承德避暑山庄）病逝，叶赫那拉氏发动辛酉政变。

[7] 迂滞：迂，言行或见解陈旧不合时宜；滞，不流通，不灵活。此处指荣姓医师不通人情世故，不知患者发病缘由。

笔記

39

以为不复生矣，举家惊啼。日诟谇[1]，景翁不得已，又请余治，情辞急迫，乃曰：荣某以舍弟病为不起，请决之，如真不可为，身后一切好预备也。见其景象，本不欲诊，以景翁诚恳相求。又诊之，则脉象如故。乃告其家人曰，此病此脉，万无不好之理，如别生他证，余不敢保，若单有此病，勿药可愈，如有错误，当抵偿也。荣某以庸术吓人，勿为所惑。景翁颇喜。而其弟则大拂意[2]，奋袂[3]而出。景翁嗟悼[4]再三，问何以处？余曰：此虽弱冠，其心反不如聪明童子，但日给钱数十，令其游行自在，无拘无束，三两月必无虑矣。景翁如言听之，病者日日入城，颓然自放，不两月病痊而更胖矣。景翁始信余言之不谬。即其弟亦自云悔不听余言，致多费也。余笑而鄙之。

[1] 诟谇：音gòusuì，责骂，辱骂。

[2] 拂意：不合心意。此处指患者对于王堉之诊断不满意，此为抑郁焦虑患者共有的特点：忌讳医生说没有病。

[3] 奋袂：举起衣袖，意义与"拂袖而去"类似，但"奋袂"较之"拂袖"更能传神地描绘出患者的心智不成熟。

[4] 嗟悼：哀伤悲叹，王羲之《兰亭序》："每览昔人兴感之由，若合一契，未尝不临文嗟悼，不能喻之于怀"。

　　李中梓及其《医宗必读》，在《醉花窗医案》中被王堉引述了5次，推测此书为王堉所读诸多医籍中较为重要的一部。《医宗必读》卷一"医论图说"第六篇为"不失人情论"，此为重要的一篇医论，曾被选入《医古文》教材。"不失人情论"将人情分为三类：病人之情、旁人之情、医人之情。

　　王堉此处所述主要为"病人之情"，本例患者所表现出的即李中梓笔下2种"人情"：其一，从山西到湖南做生意一年没有成绩，从此归于故里无所事事、心境不舒，此即"境遇不偶，营求未遂，深情牵挂，良药难医"；其二，患者对于王堉第二次"轻描淡写"般的诊断不满，此即"意多忧者慰安云伪"。患者进城求治于荣姓医师，荣姓医师的做法即李中梓所说的"医人之情"中的一种——"或巧语诳人，或甘言悦听，或强辩相欺，或危言相恐：此便佞之流也"。

　　王堉以进士身份而宦海浮沉10年，在其业余医疗生涯中，最不能回避的就是"人情"两字，处理最为精彩的也是"人情"两字。在本书后续的医案阐释中，还会多次提及"不失人情论"。

论人参

[1] 纪文达公：即纪昀（晓岚），清乾隆时人，官至大学士，负责纂修《四库全书》，后谥为文达公。

[2] 五种笔记：即《阅微草堂笔记五种》，后简称为《阅微草堂笔记》，由《滦阳消夏录》《如是我闻》《槐西杂志》《姑妄听之》《滦阳续录》五部分组成。

[3] 辩论人参：见《阅微草堂笔记》卷八，引述如下：又闻刘季箴先生尝与［扶乩（音jī）治病者］论医，乩仙云："公补虚好用参，夫虚证种种不同，而参之性则专有所主，不通治各证。以脏腑而论，参惟至上焦中焦，而下焦不至焉；以荣卫而论，惟至气分，而血分不至焉。肾肝虚与阴虚，而补以参，庸有济乎？岂但无济，亢阳不更煎铄乎？且古方有生参熟参之分，今采参者，得即蒸之，何处得有生参乎？古者参出于上党，秉中央土气，故其性温厚，先入中宫。今上党气竭，惟用辽参，秉东方春气，故其性发生，先升上部。即以药论，亦各有运用之权，愿公审之"。

[4] 上党：今晋东南一带。

曾读纪文达公[1]五种笔记[2]，载有一条，辩论人参[3]。谓关东人参，得东方生发之气，偏于提补；上党[4]人参，得中央土厚之气，偏于培脾，其用颇疏[5]。此语真前人所未发，余尝因而思之，古方所载人参，即上党之潞参也。其时关东未必有参，即有亦未必入中国。

前明，吴守备[6]到辽沈，闻东参能延年益寿，乃服至半斤，遂至腹泻不止，可见关东人参，至明始入中国[7]。明以前所用之人参，即潞参也[8]。不过在前古则潞参皆地中自植，年深日久，其力颇厚；近则以此为利，年年种而收之，其力较薄耳。

本草谓用参多则宣通，少则壅滞，

此言尤要。盖草木之性，全以气胜，况参俱甘温，甘温则能滑泻，吴守备之腹泻，盖由于此。不比五谷之性，专有益于脾胃也。

每见近日士大夫家，日日用参，且用东参，以求调养，少则足以减食，多则必致泻腹，亦何惑之甚耶。

余尝本文达公之意，凡气虚而怯，或痘疮危急，平板不起，用东参辄应手而效。治脾胃虚弱，土湿下陷，饮食不思者，专用潞参，以益健运，亦无不验。

每见近世业医者多货药，临一症则用参、用茸，惟恐其药之不售，其罪恶岂浅鲜哉！因附志于此，以为妄而无知者，示之戒焉。

[5] 疏：从文义看，疑为"殊"字误写。

[6] 守备：武官名，前明吴守备，指吴三桂，明朝崇祯时为山海关总兵。

[7] 关东人参，至明始入中国：陶弘景《名医别录》云：人参"如人形者有神，生上党辽东。二月、四月、八月上旬采根，竹刀刮，曝干，无令见风"。故在陶弘景所在的南北朝时代，关东人参已入中国。

[8] 明以前所用……潞参：宋代《重修政和经史证类备用本草》人参条下，引陶弘景语："上党郡在冀州西南，今魏国所献即是，形长而黄，状如防风，多润实而甘。俗用不入服乃重百济者，形细而坚白，气味薄于上党。次用高丽，高丽即是辽东，形大而虚软，不及百济……实用并不及上党者"。明代《本草纲目》云："上党，今潞州也。民以人参为地方害，不复采取。今所用者皆是辽参。其高丽、百济、新罗三国，今皆属于朝鲜矣。其参犹来中国互市。"由此记述可知从宋至明人参使用之变迁，从医家角度都推崇潞党参，而从货源及患者角度，高丽参已经宋明之间逐渐普及。

【临床思维】

此篇论述充分总结了王堉使用人参的经验：急症危症用人参取其峻补升发之性，慢性病调理脾胃用党参。而此经验竟受启发于《阅微草堂笔记》，足证《素问·示从容论》所说"览观杂学，及于比类"之重要性，也印证了"功夫在医外"的说法。

论绵山血见愁

[1] 绵山：又名介山，在山西介休、灵石、沁源三县交界处，即今日山西晋中介休之绵山。

[2] 绵黄芪：道地药材，指产于山西绵山等地者。宋代苏颂《本草图经》说："其皮折之柔如绵，故谓之绵黄芪"。

[3] 汾甘草：道地药材，指产于山西汾阳等地者。《本草纲目》未载汾甘草，《纲目》转引苏颂《本草图经》云："今陕西、河东州郡皆有之"，当涵盖了汾阳之甘草。

绵山[1]为吾介一巨观，峰峦秀美，洞壑幽深，而抱腹崖、蜂房泉尤为奇绝。夏秋间游人如织，其山产奇花异草、药材尤多，绵黄芪[2]、汾甘草[3]，载在本草，传之古今，卓然不朽。惜介人性不辨药，甘草尚有土人掘而市之，余则无采之者矣。其高山之阴，产一药，名"血见愁"，土人游绵者，辄携以归，治血症，无不奇效。余家常藏之。其枝杆类枯蒿，味色极其平淡。

余十岁后，得便血疾，更数十医无效。有老农以此药遗之，煎而当茶饮，不数日，血竟止。后服理脾药廿日遂瘥。乃珍视之。

后邻人有患吐血者，以少许服之，

吐亦止。庚申[1]秋，内人[2]产后血晕，诸药无效，忽忆此药，服之遂醒。越数日，余在县署谈及此药，适比部[3]刘麟甫在座，请曰，亲患吐血数月矣，参茸服斤许，而血不止，君盍[4]赐一撮。乃封寄两许，数日而愈。又县幕[5]钱席[6]宾季刚先生之侄媳，产后血晕，百药无效，季刚已为置殓具[7]矣，余以此药遗之亦愈。后与邻里谈及，凡得此药治血晕，无不愈。故妇人又呼为血晕草。

余以此药名问之药肆，持出，则自禹州[8]来者，形类赤首乌，绝非绵产。后遍翻本草，亦无载此药者。因思奇才异品，护世无穷，而味不经神农之口，品不列金匮之书，遂至淹没深山穷谷，医林无知之者，亦此物之不幸也。噫！独血见愁也乎哉！附志于此，以补本草之缺，有心者，幸勿忽焉。

[1] 庚申：1860年，即咸丰十年。

[2] 内人：王堉对自己夫人的谦称。

[3] 比部：官署名。魏晋时设，为尚书列曹之一，职掌稽核簿籍。后世沿之，明清时用为刑部司官的通称。

[4] 盍：何不，表示反问或疑问。

[5] 县幕：县里的幕僚。

[6] 钱席：钱谷师爷，明清地方官署所聘佐助人员之一。

[7] 殓：把尸体装入棺材，殓具即棺材等入殓相关用具。

[8] 禹州：今河南禹州（省辖县级市），境内有颍河及伏牛山，盛产中药材，为中国四大药都（安徽亳州、江西樟树、河南禹州、河北安国）之一。

【临床思维】

此篇论述绵山所产草药——血见愁，治疗血证之奇效。各地所产草药，往往有一两味效专而力宏，却不见本草记载者。此类草药取鲜品单味大量使用，常能取奇效，即所谓"单方一味，气死名医"者。医者应熟知当地特产之药材，以便于就地取材，体现中医药之简便廉验，更好地造福患者。

误用失笑散致死

[1] 心胃痛：主要是指胸痛或腹痛。《医学正传·胃脘痛》谓："《内经》曰：木郁之发，民病胃脘当心而痛……胃之上口名曰贲门，与心相近，故经所谓胃脘当心而痛，今俗称心痛者，未达其义耳"。

[2] 九等：清代陈修园的《医学三字经》论心胃痛共有九种，一虫痛，乌梅丸；二注痛，苏合研；三气痛，香苏专；四血痛，失笑先；五悸痛，妙香诠；六食痛，平胃煎；七饮痛，二陈咽；八冷痛，理中全；九热痛，金铃痊。

[3] 《金鉴》遵之：《医宗金鉴·杂病心法要诀》"心腹诸痛总括"云："歧骨陷处（即剑突下）痛，名心痛。横满连胸，名肺心痛。下连胃脘，名胃心痛"，分为虫、疰、悸、食、冷、水饮、火、气、血九痛。

[4] 同谱：与同宗不同，同宗为同一家族，同谱乃代际传承较多，血缘关系相差较多，但可考有共同的祖先。

[5] 茂才：即秀才。东汉时，为了避讳光武帝刘秀的名字，将秀才改为茂才，后来有时也称秀才为茂才。

[6] 《海上方》中失笑散：失笑散出自《太平惠民和剂局方》，《海上方》"止痛"条下有："草果玄胡索最先，灵脂没药乳香联，酒调一盏宜温服，腹痛心疼似手拈"，王堉将此作为失笑散的出处，当属记忆有误。

心胃痛[1]一证，《内经》条目甚多，先辈名公，分为九等[2]，极为详尽，《金鉴》遵之[3]，编为歌诀而莫不有虚实之分，可谓无遗蕴矣。

曾忆邻村有医士姓王名维藩者，余同谱[4]弟丹文茂才[5]之族叔也，故业医，货药饵，邻有妇人病胃痛者请王治之，王用《海上方》中失笑散[6]，服之立效。后凡有患心胃痛者，王辄以失笑散治之，效否各参半。王素食洋烟，一日自觉胃痛，亦自取失笑散服之，痛转甚，至夜半痛欲裂，捣枕椎床，天未明寂然逝矣。

因思失笑散为逐瘀之药，王之邻妇必因瘀血凝滞，故用之立效。其余风寒暑热、饮食气郁，皆能致之，若概以失笑散施治，又不求其虚实，几何不误人性命乎。

王用失笑散不知曾杀几人，故己亦以失笑死，殆冥冥中之报也。业医者，可不多读群书，以求其是乎。

【临床思维】

本篇由"失笑散致死"谈及医者应博览群书，不可草率误人性命。从西医学角度来看，王维藩之死非失笑散所致，乃其病情迅速进展导致死亡。其疼痛在半日之内急剧进展，疼痛性质为撕裂样疼痛，并在数小时后突然死亡，从这些疾病表现推断，当属于血管性病变导致，极类似主动脉夹层或动脉瘤导致动脉破裂而死亡，本病在王堉所处的时代，即使辨证准确予汤药施治，也难逃死亡结局。本病例即使在西医学最发达的城市发病，也是死亡风险极高的。

保胎、增乳二方

胎至三月而堕，非损伤也，大抵妇人多忧郁，乃肝脏结热，因而腐化耳。《达生篇》保胎无忧散，最为灵应，屡试屡验。初觉有胎，即按其方月服一付，不但无小产之患，即临娩时，亦无横生逆产，胞衣不下，产后血晕之症。诚仙方也。

至乳食不足，厥有数端，有气血本虚而不足者；有乳窍未通而不足者；有因香辣等物触回不足者；有因愤怒气郁不足者；其它食积水停，风寒外搏，皆能致乳减少。盖乳者血也。血随气行，气盛则盈，气衰则少，气郁则滞，气热则结。医者但治其气，使之流通，乳汁断无不通之理。惟妇人年老，真气已虚，是真减少，虽服参茸，究竟草木鸟兽、枯槁之物不能添作乳汁也。

古人下乳之方不下百十数，有验有不验者，缘病情不一耳。近得一方，补气为主，而通窍散结，解热活血诸品，无不毕具。已试数人，历有成效。因录二方于后，以备不时查考云。

保胎无忧散：潞参三钱、全当归三钱、枳壳钱半、荆芥穗钱半、紫根

《醉花窗医案》医论

朴[1]钱半（姜汁炒）、川贝母二钱研末另冲、川芎三钱、羌活一钱、生黄芪钱半、菟丝饼[2]二钱（酒泡）、白芍二钱半、祁艾[3]钱半（醋炒）、生甘草钱半、生姜三片。水煎服。

下乳神方：生黄芪八钱、全当归五钱、白芷四钱、陈皮三钱、木通一钱、漏芦钱半、通草钱半、红花五分、姜炭五分、川芎二钱、王不留钱半、潞参四钱、炮甲珠[4]三钱。水煎成加黄酒二樽热服。

[1] 紫根朴：指紫色厚朴，寇宗奭《本草衍义》云：厚朴"今西京伊阳县及商州亦有，但薄而色淡，不如梓州者厚而紫色有油，味苦。不以姜制则棘人喉舌"。

[2] 菟丝饼：将菟丝子洗净，加水煎熬3次，留汁去渣。用药液和面，再加入白糖，做成小饼。油锅烧热，小饼放入铁锅内炸黄，沥干油则可食用。具补肾益精之效。

[3] 祁艾：产于河北祁州之艾草。

[4] 炮甲珠：即炮制过的穿山甲的鳞甲。炮制方法有烧、酥炙、醋炙、童便炙、油煎、土炒、蛤粉炒，炮制后鳞甲膨胀松软如珠状，故名炮甲珠。

笔记

保胎无忧散，又称保产无忧散、保生无忧散，民间曾称之为"十三太保方"，此方出处不详，因疗效神奇而被诸多医籍广泛转载。《傅青主女科·产后编下卷补编》"鸡爪风"条后藏有此方，云此方保胎，每月三五服，临产热服，催生如神。此方配伍精奇，难以用常理分析，程钟龄对于此方解析云："此方流传海内，用者无不附应。而制方之妙，人皆不得其解，是故疑信相半，予因解之：新孕妇人，胎气完固，腹皮紧窄，气血裹其胞胎，最难转动，此方用撑法焉。当归、川芎、白芍，养血活血者也，厚朴，去瘀血者也，用之撑开血脉，俾恶露不致填塞。羌活、荆芥疏通太阳，将背后一撑，太阳经脉最长，太阳治而诸经皆治。枳壳，疏理结气，将面前一撑，俾胎气敛抑而无阻滞之虞。艾叶，温暖子宫，撑动子宫，则胞胎灵动。川贝、菟丝，最能运胎顺产，将胎气全体一撑，大具天然活泼之趣矣。加黄芪者，所以撑扶元气，元气旺则转运有力也。生姜，通神明去秽恶，散寒止呕，所以撑扶正气而安胃气。甘草，协和诸药，俾其左宜右有，而全其撑法之神者也。此真无上良方，而世人不知所用。即用之而不知制方之妙，则亦惘惘然矣。予故备言之，以醒学人。"

程钟龄认为孕八月，宜服保产无忧汤二三剂，临产再服二三剂，撑开道路，则儿易生。妇人临产，先服一二剂，自然易生。或遇横生倒产，甚至连日不生，速服一二剂，应手取效。永救孕妇产难之灾，常保子母安全之吉。

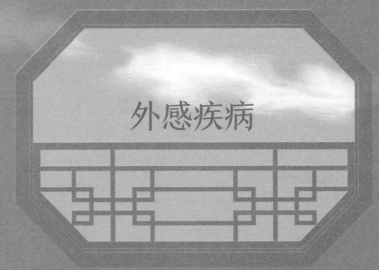

外感疾病

一日余赴同乡之饮，在前门酒市，席未半，景波遣其仆，趋车迎余曰：家主得暴疾，危在顷刻，亟请视之。余颇惊骇，乃投箸登车而去，曲折经数处，见非景波所栖止。因问其车夫，车夫扬鞭掉臂曰：老爷至则自知。

外感风热

[1] 孝廉：始于汉武帝时的察举制度，选"孝顺亲长、廉能正直"之人以为表率。清代沿袭古制，雍正元年设方正孝廉科，选中者赐六品章服，经礼部考试后可授予官职[参考文献：彭法，张楠.清代孝廉方正制度略论[J].兰台世界,2015,(6):7-8]，明清时期也用作对举人的雅称.

[2] 文字交：因诗文唱和相交往的朋友。

[3] 龙兰簃：簃，音yí，据清朝要员张集馨之《道咸宦海见闻录》记载，龙兰簃曾为翰林院编修。王堉在京期间以师礼事之。

[4] 乙卯：1855年，即咸丰五年。

[5] 纳粟作宰：通过捐纳钱粮换取官职，咸丰时期国家内忧外患，急需钱粮内剿匪乱，外赔列强，卖官鬻爵已成国库重要收入来源。

[6] 校书：指能诗善文的妓女。

[7] 昵：亲近。

[8] 同乡之饮：在京的山西籍人员组织的酒会宴饮。

[9] 前门酒市：前门即正阳门，是明清两朝北京内城的正南门，自明朝中叶起前门大街已是著名的商业街，酒楼及著名店铺鳞次栉比。

马景波孝廉[1]，与余为文字交[2]，又同出龙兰簃[3]先生门下，故称莫逆。乙卯[4]谋纳粟作宰[5]，都中有女校书[6]才色超群，马昵之[7]。一日余赴同乡之饮[8]，在前门酒市[9]，席未半，景波遣其仆，趋车迎余曰：家主得暴疾，危在顷刻，亟请视之。余颇惊骇，乃投箸登车而去，曲折经数处，见非景波所栖止。因问其车夫，车夫扬鞭掉臂曰：老爷至则自知。到陕西巷[10]则景波依阊[11]已久，捐余[12]曰：校书病甚，惟恐君不来，故托于余以速之，急请入一施汤剂。余乃知为校书病。入其室，数媪环守之。启衾看，则校书蓬首赤体，昏不识人。扪其肌，热可烙手，面赤气粗，颠倒烦乱。提腕

52

诊之，六脉浮数，几乎七至。乃曰：此外感风热也，一发可愈。乃开防风通圣散易麻黄以桂枝。景波争曰：硝黄劫药，校书娇姿恐不堪。余曰：君情深如此，宜校书为之倾倒，然君解怜香，我岂好碎玉耶，有病则病当之，保无恐。急遣下走[1]货药，煎而进之。属曰：三更后，当大汗，渴，勿多与饮，明早必愈，我去矣。

越日申刻[2]，余公退[3]将入门。景波又遣车迎余曰：校书病益甚，请再视之。余骇曰：既病甚，则药病枘凿[4]。可请别人，余不必往也。其仆曰：家主望君如岁[5]，不去，恐小人获戾[6]。不得已，随之至。则景波颦蹙曰：病益甚，当奈何？见校书仍拥衾卧，蒙其面。揭之则花妆簇簇，跃然而起。继命媪辈，皆敛衽[7]叩头曰：昨宵服君药，三更如梦醒，浑身出汗，到晓，病若失。服君之奇，感君之义，特设一筵，置酒为乐。恐君不来，故托辞招之耳。余故不喜此辈，拟托公而辞。校书跪留曰：自知垢污之肴，不足染高贤之腹。然献芹[8]之

[10] 陕西巷：位于北京市宣武区大栅栏街道社区，为清代"八大胡同"之一，从乾隆年间到1949年，陕西巷主营头等清吟小班。

[11] 依闾：闾，古代里巷的门；依闾，靠着家门向远处眺望。

[12] 捐余："捐"字疑有误，此处据文义应为"焦急地拉着王埙"。

[1] 下走：原为自称的谦词，后亦指走卒，供奔走役使的人。

[2] 越日申刻：第二天下午5点。

[3] 公退：公务完毕，离开官厅。

[4] 枘凿：枘，榫（音sǔn）头；凿，榫眼。为"方枘圆凿"之省略语。方榫头与圆榫眼是无法相合的，代指两不相容。此处指开的药不对症。

[5] 望君如岁：《左传·哀公十二年》："国人望君，如望岁焉"。岁，指一年的农业收成，如盼年岁丰登一样盼望。

[6] 获戾：得罪，获咎。

[7] 敛衽：旧时代妇女敛衣作拜叫做敛衽。

[8] 献芹：芹，粗劣蔬菜。献芹，即自谦献礼菲薄之意。

[1] 勾栏：即妓院。

[2] 特豚：古代祭礼，献一牲曰特，庶人献特豚，士人献特豕。

[3] 二事：2个物件。

忧，窃难自已。言之泪欲下。景波急进曰：勾栏[1]中一杯水，未必即阻两庑特豚[2]，何惺惺作态乃尔。余不敢再辞，相与狂饮，肴错纷陈，至夜四更始罢。归检衣袂则罗香囊一对，紫绢方巾二事[3]在焉。知为校书之遗，越数日，转景波而还之。

【临床思维】

此则医案问诊阙如，患者自我感觉缺失，这是危急重症共有的特点。只能用望、闻、切三诊获取疾病信息。望诊"蓬首赤体"知病已影响正常生活；"昏不知人"知病已及脑，可确定其为重症，与后文二诊时"花妆簇簇"形成对比。望诊面赤，闻诊气粗，切诊肌肤灼热，皆是实热证，最终定之以脉，浮数主风热之邪。病虽重，邪尚浅，未经延误，故一剂可愈。

本则医案情节跌宕，言医之外，王埙还用寥寥数语，勾勒出了晚清生活场景。当时清朝内忧外患，因政府偿还巨额赔款，国库空虚，卖官鬻爵的风气更加盛行，马景波孝廉捐了钱粮谋一官职，履任之后，迷恋于青楼女校书。前门酒市即今日的北京前门大街一带，女校书所住的陕西巷即为清代"八大胡同"之一，此巷名仍沿用，距离纪晓岚阅微草堂不远。巷中仍保留有一处青楼原貌，其用途已改为青年旅舍。

外感疾病

卷己

风痰致咳

咳嗽一症，风寒暑热，饮食郁滞，思虑劳倦，皆能致之。《医宗必读》阐《内经》之旨，讲此症最为详尽，学者当究心，若一概施治，未有不致悖谬者。

同乡郝某号秀山，在都作银商[1]，自秋发嗽至十一月，数医之尚未愈也。余侨寓襄陵馆[2]，与郝某素昧生平。一日梁某偕之来求余治，问何病？对以咳嗽四月矣。问，曾治否？对以药以百计而嗽如故。言次探手于怀，出药方隆然一裹。细检之，皆参苓芪术等类。盖郝素弱，又富于财，俗医皆作虚论也。乃诊之，余平平，肺独浮滑。告之曰，浮者风象，滑者痰象。君素积痰，复感于风，风痰相搏，而嗽作矣。又以参芪固

[1] 银商：类似于今日的银行家，晚清山西票号通行天下，银商是晋商最重要的组成部分。

[2] 襄陵馆：即襄陵会馆，为山西客商在京集会之处。北京现存襄陵南馆和襄陵北馆，两者均始建于清乾隆年间，襄陵南馆位于北京和平门外虎坊桥东北五道庙路东；襄陵北馆位于北京前门外西河沿余家胡同路北。

[1] 投帖：即送来邀请的请帖，古代拜访客人时，有固定大小的一小方红纸，书写拜访者名讳及职位。

[2] 优戏：泛指戏曲。

[3] 分发赴秦：分发，分配，指将人员分配到工作单位；秦，陕西之简称。

[4] 昕昔：昕，太阳将要出来的时候，指黎明；昔，同"夕"，夜。昕昔即朝夕之义。

其腠理，腠理不开，风无去路，嗽何时已乎。数药可愈，郝见余言易，进曰，年少时有唾血疾，体本虚，故畏克伐药。晓之曰，此他医之所以用参芪也。要知少年唾血，未必虚证。即虚，而此时血止而嗽作，医不治嗽而治血，请问君见我为治嗽乎？为治血乎？病者笑而是之。乃以杏苏饮加山楂、枳实进。嘱曰，不过五服病必愈，无烦再来也。病者持而去，越五日，投帖[1]请余观优戏[2]，晚则筵席丰隆，殷勤周至。时余方以分发赴秦[3]，因遣其同类，随之到秦，开设银肆，昕昔[4]过从称莫逆焉。

【临床思维】

咳嗽4个月，起因不详。治病之时未闻咳嗽声之高低清浊，不问嗽痰之多寡难易，不望痰之黄白稠稀。竟以切诊而知病源为痰积于内，风薄于外。其一得益于前车之鉴，用补不应，故知非虚使然；其二因脉象异常典型，仅有寸部浮滑。

此人素体虚弱，虚证是其本，但虚证与此次咳嗽无关，此即为"虚实互存"。《中医急诊学》非常强调虚实互存病机，临床应注意识别。再论咳嗽之治疗不难，难在诊断，西医学之诊断可参考，记得许多人云：久咳加地龙颇效之经验，此所治当是咳嗽变异性哮喘。再如胃酸反流之咳嗽治当调胃，口鼻滴流之咳应治鼻，干祖望先生所发明之喉炎性咳嗽则应治喉。

长夏热病

杨清礼之女，年六七岁亦得热症，请江湖士[1]常治之，常以为温，用荆防败毒汤不效。又请朱医治之，朱素作贾，粗知药性，又以为风，用通圣散而热仍不退。杨不得已，邀余治之，见其脉象沉数，身热如火，告曰，此与余舅母同病，并非风，亦非温，但清其血，热自止。若用荆防等发之，要知春冬腠理为风寒所闭，故用散药解之。此时皮肤皆开，长夏酷热，散之不益耗其气乎。杨曰，医者意在发汗。余曰，无汗，汗之可也。有汗，何容发也。杨又谓，医以为此汗是热天之汗，非应出之汗也，故发之。乃晓之曰，汗无非人身精液，容有二乎。此时之汗从令爱身上流出，难

[1] 江湖士：即没有固定执业地点，四处行走以行医的走方医。

[1] 痴物：骂人的话，愚昧之意。

道以药发出之汗，从他人身上出乎！必以为此时之汗为非汗，以药发出之汗为真汗，必使用麻黄柴葛，使汗出不已，真气耗竭而后已。医道不通至此，几何不误人性命耶。杨语塞。请一方，乃仍用三黄解毒汤。杨痴物[1]，久不见，未知应效否，余不愿问之，然亦难保也。

【临床思维】

小儿热病，已经用辛温解表、辛凉散邪汗出而不愈。汗出热不解，非表闭之发热，多见于内热，热邪与湿、食、痰交织。切诊脉沉数，身热如火，知清热可愈，遂用三黄解毒汤。

汗为心之液，由水谷精微化生，仲景发汗方中常用姜枣以增汗源，周身汗出损失液量在2000ml以上。古代无法经静脉补充津液，故在热病治疗中始终顾护津液，避免发汗过多以耗伤津液。

过劳中暑

某，忘其名，四喜部[1]名旦[2]也，六月初，演泗州城剧[3]，众称善。有某官爱其艺，又出钱命演卖武[4]一折，身体束缚，刀矛剑戟之类，旋舞越二时许，卸妆入后台，则大吐不已，腹中绞痛，急载归家，吐止而昏不知人，推之不醒。其师怒，遣人寻某官，某官知余名，又转同乡请余诊视，乃偕之往，则剩粉残脂，犹晕面颊，汗出如油，气息促迫，呼之不应。提其腕，则六脉浮濡，按之反不见。余曰：此中暑阳邪也，命守者以热鞋熨其脐[5]，刻许[6]，稍醒。遂以大剂香薷饮进之，二日而安。后三日，有投小片[7]者，不知其人，问阍人[8]，乃知其伶来谢也，余却而避之。

[1] 四喜部：剧团的名称。

[2] 旦：旧剧饰女性的角色。

[3] 泗州城剧：《泗州城》是一出经典的武旦戏。

[4] 卖武：以武术表演为主的戏曲。

[5] 以热鞋熨其脐：此为民间常用的物理疗法，古代鞋底多为棉布所纳成之千层底，吸附热量多，将鞋底轮流于火旁烤热，温熨腧穴，冷则易之，从而达到持续温灸的效果。艾灸之法，尚需准备艾条由专人施灸，救急之时多有不便，而以鞋底热熨之法则可随时随地实施。

[6] 刻许：一刻钟左右，约15分钟。患者在温灸15分钟后，意识开始改善。

[7] 小片：即古代的名片，用一小方红纸写明拜访者信息。

[8] 阍人：阍，音hūn，看门的人。

农历六月值暑天，因"昏不知人"就诊，望诊可见汗出如油，闻诊可及呼吸促迫，问诊则呼之不应，属急危症范畴。追溯病史，知发病前着厚装，连续强体力劳动数小时。随即呕吐，腹痛，继而昏迷。昏迷有许多疾病需鉴别，但从时令、诱因、伴随症状，中暑可能性最大。切诊其脉濡，断为中暑，遂以中暑之法治之。

以热鞋熨脐，是仲景之遗法。《金匮要略·杂疗方》急救道路中中暍昏迷，无针药可施，用草或泥在脐周围一圈，尿入热尿，或用晒热的土敷之。目的只有1个——使腧穴温热，仲景说：中暍死，勿令冷，冷则死。脐中是元气出入之所，穴名神阙，通过温神阙以达到温养元气的作用。

"四喜部"即四喜班，与生庆班、和春班、春台班并称"四大徽班"，在清代乾隆年间先后入京，属于京剧的开创者。《泗州城》是一出经典武旦戏，戏中水母变化成人，游玩人间，中意于一公子，而此公子贪财骗去了其所佩之名贵珍珠，由此引发争执。出演武旦戏运动量极大，本案患者在夏日着厚装刀枪剑戟演练2小时，此后出现呕吐神昏，如在今日就诊，首先考虑劳力性热射病（exertional heatstroke）的诊断，本病在休息后症状会有短暂缓解期，易漏诊而延误治疗，导致多脏器功能障碍综合征（multiple organ dysfunction syndrome, MODS），即使在现在重症监护治疗病房（intensive care unit, ICU）脏器支持极其先进的条件下，死亡率也很高。依笔者对于热射病的经验，中医在短暂缓解期内，应该可以有所作为以阻断病情进展，在出现MODS时中医地位有限，度过MODS期，还有漫长的恢复期和感染反复期，在此阶段中医药及针灸优势突出。

阴热斑疾

余甥名映昌，以服贾奔走，兼不节饮食，四月忽得斑疾。初斑未清，请董医视之，董以时症兼食，用五积散，病益重，浑身如丹，目睛皆赤。有老女医为人按摩，延视之，知为斑，乃以针刺其舌，又刺其阴而吮之。心稍清，气稍定，而热则如故。余知而省之[1]。见面汗如流，口唇焦破，以为阳明胃热。诊其脉则沉而数。问二便，则小便赤，大便如常。腹亦绵软[2]。知为阴热无可下，宜清之。乃以知柏地黄汤进之。初服而热减，三服而热清。困卧不起，面目黄瘦矣。惟急索食。告之曰，病已去，不必服药，惟饮食宜清淡减少，否则恐复发也，调养一月而安。此亦阴热症也。

[1] 省：看望。

[2] 腹亦绵软：即西医查体之"腹软，无压痛及反跳痛"，切诊腹部是判断里实证的重要方法，在ICU不能说话的患者更不可忽视腹部切诊。

热病发斑，经治不愈。望诊见周身皮肤、双目皆赤，头面汗出如流水，口唇焦破，一派热盛之象。通过望诊，第一反应是阳明胃热证。以上的望诊和诊断过程在看到患者的瞬间就完成了。切诊时对比望诊印象，发现脉沉而数，并非洪大之脉，与阳明胃热不符。沉数脉可见于阳明腑实证，所以就问诊二便情况。大便正常亦不能排除阳明腑实，还需切诊其腹。腹也是软的，没有压痛，则排除了阳明腑实。本病诊治之后用了望诊（面色及周身）、切诊（寸口脉）、问诊（二便）、切诊（腹部）。经治3天热退，而仍困卧不起，面目黄瘦。此时如何判断是否继续医药调治？从"惟急索食"知胃气复苏，剩下只是饮食调养，待期而愈了。

此患者在王埴诊治之前，有五积散误治的经历，五积散是治疗寒、湿、气、血、痰五积的名方，全方温燥而行散，故服用之后斑迅速加重。女医予刺血之法，所刺当为舌下之金津、玉液穴及阴茎系带之鬼藏穴，刺血可治疗急性热病，对于阴伤没有治疗作用，故刺血后只是"心稍清，气稍定，而热则如故"。

热病误治

余舅母王氏，守节三十年，苦而益笃，经纪家政[1]，今已抱孙。体素弱而不甚服药。壬戌[2]夏，忽得热症，烦躁不安，浑身如火。初请其族婿[3]董某治之。董固寡术[4]，以为风也，用小柴胡汤发之。次日，则热几如狂，时而昏不识人。表弟以农忙无暇顾，遣人告余，急往视之。则全家惊惧。诊之则两手沉数无他象，惟舌苔焦黑，语近謇涩，而心甚清。因告曰：此热病也。董以温治，故错。此时必膈间胀闷，咽干口渴，大便秘，小便黄赤。幸血分尚清，无斑痧等类，形症虽危，尚易治也。因问思凉水否？曰思甚。乃命取新汲水两碗满饮之，顷刻间觉头目俱清，进以三黄解毒煎合犀角地黄汤。两服而热退。又以归

[1] 经纪家政：料理安排家庭事务。

[2] 壬戌：1862年，即同治元年，是年陕甘回民暴动，大肆屠杀汉人。

[3] 族婿：族人的女婿。

[4] 寡术：掌握的医术有限。

芍地黄汤连进而清其血。五日后又视之，则病全清，惟思食过甚。乃告表弟曰，此时胃气初升，食难化之物，最易反复，宜节之，虽得罪，亦断不可任其多食也。

[1] 参考文献:吴佩衡.吴佩衡医案[M].北京:人民军医出版社,2010:10-11.

【临床思维】

未诊时已知其生活境遇及体质状况，及此次治疗梗概。切诊寸口沉数，知内热颇重，望诊舌苔焦黑，亦是热盛之象，闻诊语言謇涩，但意识清楚，且皮肤未见斑疹，知病虽重，尚未累及营血，内犯心包。故知易治。再以问诊印证之，则可处以药方，应手而愈了。通过意识及身无斑疹判断疾病之预后。

凉水治病，历来经验之谈颇多。人之周身，十有八九为水，热病耗伤最重者亦是水，最应补充者亦是水，唯病及于脾胃，饮水而不能蒸腾气化以奉养周身，反加重脾胃的负担，则难治矣。云南吴佩衡早年治疗瘟疫，有一19岁少年，排尿完毕，猝然双目上吊而厥倒，急以凉水两大碗灌之，其气稍平，方才有机会诊治处方，取药煎药以救治（见载于《吴佩衡医案·瘟疫病热盛逼阴证》[1]）。

关于凉水之功效，笔者在家乡治病时有所新发现：尝见多例自诉心中阵阵发急的患者，心发急时六神无主，不知所措，唯饮凉水或置户外开阔凉爽处方觉舒适。原以为是心中懊恼之栀子豉汤证，然用之不效。再三诊查，方知所谓"阵阵心中发急者"乃指阵发性心动过速而言（不通方言，焉能不误治），饮凉水稍缓者，取其冰凉以刺激迷走神经。故能于心动过速有所缓解。与西医用冰袋放置于颈部迷走神经走行区以控制心律，有异曲同工之妙。而西医之疗法或许最早亦源于病家之自救经验。

外感疾病

卷己

霍乱吐泻

管香病愈未一月，其兄伟卿大令[1]，在都候选[2]，忽有友人招饮，醉饱之余，又苦炎热，自恃气壮，吃西瓜一颗。卧后觉腹中绞痛，吐泻并作，夜已四更[3]，遣人招余。余询其由，知为霍乱，命服藿香正气丸，不必往视也。其家人逼之不已，疑予深夜懒行，因随之去。见伟卿呻吟不已，腹膨膨如鼓。余笑曰：西瓜作怪也。问小便利否？曰否。乃命其家人循腹极力推下之，不十度，腹中漉漉有声，溺下数碗，而痛少止矣。因仍使服藿香正气丸。次午衣冠来谢曰：西瓜如此可恶，当与绝交也。为之一笑。

[1] 大令：古时县官多称令，后以大令为对县官的敬称。

[2] 候选：即听候选用的意思，指等候安排新的官职。

[3] 四更：凌晨1~3点。

　　未治之前，已知病因，暑热之时，醉饱大渴吃西瓜1枚即卧，遂腹痛而痛泻作。病症极其典型，为夏月寒湿伤中，故不用当面四诊，即用藿香正气治之。人情难违，不能不四更天出诊，仅问到小便不利，便可知寒湿水饮阻于中焦，不能气化以排出。

　　此案病证典型，诊治颇容易，其精彩之处在于，明知水饮停于中焦，王堉却不用化水饮之品，令家属按摩腹部，促进胃肠蠕动，将水液吸收后从肾排出。至于因西瓜而病，病后扬言与西瓜绝交，亦足以当笑料流传。

　　笔者临床体会，每当诊病之时，若遇到典型病例，最易入手施治。最惧怕遇见病症颇重，而舌脉无明显破绽，病症之发作情况亦毫无规律可循。此时不知从何入手，只能模棱两可，似是而非，投石问路。根据下一步之服药变化，找寻蛛丝马迹。若服药后俱如石沉大海，饮四逆无火热上炎，换服白虎亦不觉寒凉，简直使医者发狂矣。

霍乱转筋

业师庞芸圃夫子，秋间抱丧弟之戚[1]，忽患水泻，自辰至申酉[2]如厕者三十余次，如桶泻水。继之以吐，困顿不堪。且时时作转筋[3]，急遣人呼余至，问其形证，按其脉俱弦直，知为霍乱。以藿香正气散进，泻少止，而二刻许，复吐，所服药点滴无存，前病发作。至天明，转筋将近腹[4]，两腿不可曲伸，污便床褥。及余视之，神气仅属，濒于危矣，举家惶恐，余急命刺尺泽、委中二穴，出紫黑血半盏，刻许而吐定，可服药矣，仍煎前方与之，逾时安卧，至午后则腿舒而泻少止。至晚又进一剂，三日而安。而先生知无害，便不服药。余视之见其皮粘于骨，面色青黯，乃以老亲在堂之说，竭力劝之方许焉，告以香砂六君子汤。半月始得如常，而出入动作矣。

[1] 戚：忧愁悲伤。

[2] 自辰至申酉：辰，早晨7~9时，申酉，下午3~7时。

[3] 转筋：腿部肌肉痉挛抽搐，在古代常以此症状判断霍乱的危重程度，其病理机制为严重吐泻导致的血容量不足及电解质严重失衡。

[4] 转筋将近腹：肌肉痉挛逐渐累及腹部肌肉，古代中医中此症状提示霍乱危症。

　　半日水泻三十余次，兼剧烈呕吐，又见神情困顿，肢体转筋。当夜出现肌肉痉挛，已属重症霍乱。但施治井然有序，先予藿香正气散服用，只因用量不大，且药物吸收有限，故夜间复作。这也与医生预见不足有关。直挨到天明才请医生再次诊治，已濒危。药物已不能下咽，救济则予针灸，刺血法尤为治疗邪实所致急症之首选。共刺出紫黑血50～100ml，血色紫黑因血液严重浓缩使然。刺血后呕止，仍用藿香正气散，不过此次是1日服用了2剂。3日后吐泻已止，但因疾病之剧烈消耗，形肉已脱，用香砂六君子汤调治半月方才复元。

　　此案有3处医疗不足过失：其一，初次用药只用1剂，未预见疾病之转危；其二，夜间病重时碍于情面，未及时请医生夜间急诊；其三，尺泽、委中刺血为医疗行为，不应由旁人代劳。

　　刺尺泽、委中出血治疗霍乱重症，有效记录颇多，引承淡安先生医案1则以资对比学习。

　　"1929年寓望亭，某日自硕望桥出诊王姓女肝虚悲哭病归，距车站二里许，一男子患霍乱倒卧铁路旁，吐泻污物满地，气息奄奄欲绝。围观者十余人。一针医为之针中脘、承山等穴。余问："有脉否？"曰："已无。"令人移至净地，观其舌，红中带紫，爪龈亦有紫色，掐之尚能发白（笔者注：判断微循环状态，如掐之不变色说明已进入休克晚期，微循环不灌不留的状态，脏器损伤已不可逆）。余谓尚可救治。因十宣等穴俱已刺过，出三棱针为刺尺泽、委中等处之紫络，出黑血盏许。又刺人中、中脘，病者知痛而苏。十余分钟后，两脉渐出，吐泻亦止。乡人识者，抬送回家（引自《中医临床家承淡安·医案选介·阴霍乱》[1]）。"

　　王塙此则霍乱医案是否为真正传染病，不得而知。以前卫生防御体系未建立之前，霍乱的死亡率基本不会因为个别医生个人水平的高超而显著降低，一代名医冉雪峰在其医案中曾记述："前清光绪末，是年闰六月，两月余不雨……是疫（霍乱）流行武汉三镇，死人以万计……是年予治好霍乱三百余人"，一个名医治愈的300人与死去的数万人相比，微乎其微。中华民国时期，懂西医会输液的中医大夫能应用静脉补液加口服中药，有效率明显提升。

[1] 俞中元.中医临床家承淡安[M].北京:中国中医药出版社,2003:218.

热疟

先生[1]之母，余太师[2]女也，年过八旬，颇壮健。夏秋，忽得疟疾，发则如火烧身，狂叫反侧，他医用药截之[3]不效。招余治之，见其目如赤珠，口干唇破，时时呼冷水。问二便，则小便如血[4]，大便闭数日矣。按其脉，则六部弦数尤甚。乃告曰，此热疟也，单热不寒，须内清其热则火退而疟自止。若徒用截法，万无效理。因投以大剂白虎汤，重用石膏至两许，二服而热退，四服而疟已。

[1] 先生：即上一则"霍乱转筋"案的患者，王堉的老师庞芸圃夫子。

[2] 太师：指老师的老师，即庞芸圃夫子的老师。

[3] 用药截之：赵学敏《串雅全书·绪论》云："截，绝也，使其病截然而止""取其速验，不计完全也"，此处指用药迅速控制疟疾发作而不顾及全身状况。

[4] 小便如血：即《中医诊断学》中所说之"小便短赤"，授课者多认为"短赤"即小便颜色深，而非真的如血色。实际在危重症患者中，小便如血常可见到，提示严重的容量不足，或者急性肾功能损伤。

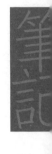

由素体"颇健壮"及患者所诉发作时如火烧身，狂叫，烦躁不安，初步可断定为湿热证，望诊目赤，口唇干裂，闻诊知其时时呼冷水，由望闻二诊已可明确证治。参以问诊尿赤便闭，切诊之脉弦数有力，更无疑义。选方参考《金匮要略·疟病脉证并治》中的"治疟"之法。"温病者，其脉如平，身无寒但热，骨节疼烦，时呕，白虎加桂枝汤主之。"本案患者"身无寒但热""骨节疼烦"（由"狂叫反侧"可推知），都已具备，但其脉未见平象，而是弦数脉，故不用辛温之桂枝，只用白虎汤。

疟疾在我国已经较少发生了，但在全球的许多地区仍有流行，读中医古籍与中医医案，会留下一种印象，即辨证论治用中药，或针刺治疗疟疾很容易治愈。这些或是对于轻症的疟疾，重症和凶险型疟疾必须综合抢救才能转危为安。本案患者先经他医"用药截之不效"，截药即使用有特效的治疗草药，而王堉通过整体辨证使用了白虎汤治愈。这里体现了专病专药与辨证论治的微妙关系。但在大量的临床实践中，辨证论治并不总是获胜者，在皮肤科、眼科、耳鼻喉科、口腔科等专科中，专药的优势体现得尤其突出。

外感疾病

寒疟

丁未岁[1]，余读于乡之僧寺[2]。是年太阴司天[3]，五月后阴雨经旬，里中[4]地极下湿，而农家露宿于野，外感风寒，必病疟利。因先配常山酒一坛施之。六月半疟果大作，凡十人而五六，取酒者接踵至，保全颇多。至七月中，疟少息而酒亦罄矣，寺僧名昌裕，素无赖，以余在寺稍敛迹。旋亦病疟，向余求酒，余以酒已完，欲再制之非浸渍十数日不可，仓卒不能办。昌裕似嫌余吝，乃招而来曰：子怒我错矣，疟虽一病，而人之虚实禀赋不同，余所施之酒，未必人人尽效。我为若治之何如？僧始转怒为喜，乃诊其脉，则弦而迟。告曰：弦是疟正脉，而迟则寒象。子患寒疟，发必

[1] 丁未岁：即1847年。

[2] 僧寺：有僧人居住管理的寺院，古代寺院可供住宿。

[3] 太阴司天：五运六气学说术语，太阴主寒湿，太阴司天期间天气多雨而寒冷。

[4] 里中：乡里。

71

多寒少热，且先寒后热，身痛无汗。僧曰：良是。乃以越婢汤发之，二日疟少止，令五服则愈矣。

《金匮要略·疟病脉证并治第四》云："疟脉自弦，弦数者多热，弦迟者多寒。"此例疟疾未经误治，故治之不难，散寒即可。此案王堉之诊治，全从脉象入手，由脉而知证，凭脉而用方。越婢汤原是治疗风水之方，此处为王堉活用。

古代的僧寺承担了很多社会功能，有以之为医疗机构者，《竹林寺妇科》即僧寺的医疗经验；也有旅店客栈性质的，徐霞客游览名山大川，多半居住于僧寺中；寺院还供停放灵柩，这本医案里也多有提到，把将死之人移入寺庙。王堉家乡的僧寺既是他读书的地方，又是他施医送药之所。

外感疾病

寒疟误治

茶商某，忘其名，在都中，夏得疟病。医药数进，而午后必寒战经时许。沉绵者数月，渐至体肤削减，饮食少进，出入随人扶掖，又年过五旬，获利不丰，家无子嗣，言必长叹，已不作生活计矣。适秋间，余到其铺，有契友田时甫扶之来求余治。见其面若败灰，气息仅属，诊其脉，则六部皆沉细迟微，右关更不三至。乃曰：此固疟疾，然疟系外感，初发时，解之清之，无不愈者。君病时所服，必草果，常山等劫药，中气本属虚寒，再克伐之，必无痊日。此时满腹虚寒，中气大馁，仍作疟疾治，是速其毙也。时甫曰：尚可治否？乃云：六脉虽虚，毫无坏象，何至不治。因进以附子理中汤，越日而寒战去。再进以补中益气汤加白芍、白蔻、肉桂数种。五日而饮食进，半月后如常矣。

　　疟疾数月，屡用药而不愈，兼有情志不畅，已有厌世倾向。疟疾表现为午后寒战，无任何发热迹象，望诊面若败灰，出入扶掖，体肤削减。闻诊气息仅属，问诊知饮食减少，切诊六部极虚。四诊合参，为大虚之证，然尚不至于脱证。遂以附子理中汤先温振中阳，一剂而寒战止。再予补中益气汤加白芍补气养血，加白蔻、肉桂开胃进食。

　　需注意，此案使用附子理中汤与补中益气汤之先后顺序。阳虚之时必须温阳，若只益气，虽大剂久服亦无效。学习《中医基础理论》课程时，老师讲解说："阳虚即气虚加上寒象，阴虚即血虚加上热象"。如此解说，使学生便于牢记住气虚与阳虚之鉴别要点，然真正能在临床治病时区分开来气虚与阳虚，仍非易事。若不能识别阳虚，仅用参芪益其气，而不知用姜附温其阳，则如隔靴搔痒，必不能奏效。

外感疾病

内有积热，伤风致疟

少司成[1]马介樵所狎[2]伶人[3]名阿二，秋后发疟疾，寒多热少，精神困惫。介翁[4]亦知医，云是虚寒，施桂附补之，疟不少减，而转寒为热，发则烦渴汗出。一日有友人在吟秀堂[5]招饮，介翁命呼阿二车载以来，则坐立不能自主。介翁云：今日招尔非为侑酒[6]，王老精于医，拟令去尔病也。阿二请安将叩头，余曰：病体如此，何必拘拘。诊其脉，则浮而缓，沉取之，内甚实。乃告介翁曰，疟疾是外感病，阿二内有积热，外伤于风，须先解其表，后清其热。用桂附似未当，乃命服五积散，以桂枝易麻黄。二日疟少止，而烦渴依然，又进以桂枝白虎汤，十日而全清矣。后在文昌

[1] 少司成：古代国子监教官称大司成，少司成疑亦同类官职。

[2] 狎：亲近也，有玩弄之义。

[3] 伶人：容貌与演技都突出的演艺人员。

[4] 介翁：对于马介樵的尊称。

[5] 吟秀堂：清代传授戏剧的学堂，著名京剧小生宗师徐小香、京剧武旦朱小元皆在此学艺。[参考文献:朱文相.京剧小生宗师徐小香二三事[J].戏剧报,1984,(11):44.]

[6] 侑酒：侑，音yòu，劝酒以助兴，清代禁止官员招妓，故到了清代中晚期，伶人（即男旦）常被召饮，劝酒以助兴。

笔記

[1] 文昌馆：清咸丰年间在北京东琉璃厂路北火神庙内建立"文昌馆"，是北京市书业公会的前身。此馆名称之由来，则是因为"文昌帝君"为旧时读书人所供奉。

[2] 文宴：赋诗论文的宴会。

[3] 三庆部：三庆部与前文的四喜班齐名，是四大徽班之一。

[4] 桂花亭：《桂花亭》为昆曲经典曲目，影视剧《唐伯虎点秋香》即改编自此剧。

馆[1]文宴[2]，阿二在三庆部[3]，晚饭后，专为余演桂花亭[4]一折。情深文明，的是佳剧。后余呼之必来，虽极忙促时，必匆匆一至也。

【临床思维】

寒多热少之疟，因用桂附剂，转为"发则烦渴汗出"之温疟。诊其脉浮而缓，沉取甚实，《伤寒论》第2条对于太阳中风病定义为："发热，汗出，恶风，脉缓者，名为中风"，王堉由脉浮缓断定其伤于风。先解其表后清其热，也是遵循《伤寒论》先表后里的基本治疗原则。用五积散而以桂枝易麻黄，因桂枝为中风之正治。表已解则予以温疟正治之桂枝白虎汤。

散表邪之方众多，王堉此处独选五积散，以方测证，此患者当有痰湿阻滞的因素存在，五积散散表邪之外更能理痰湿瘀血之阻滞，使热邪无所依附而易于透出，为下一步使用桂枝白虎汤做铺垫。王堉此处诊脉分轻取与沉取，从而判断表邪与里邪的情况，这是临床诊脉时必须要掌握的。北京名医赵绍琴先生为三代御医之后，精于温病与脉诊，其在《赵绍琴温病讲座》中再三强调诊脉分轻取与重取，且认为重取所得之脉象方能反映疾病的本质。

这则病案是王堉在北京时所治。治病之场所及时机为吟秀堂饮宴之时。医疗对于王堉是公余之嗜好，觥筹交错之际也能应人之请以诊脉处方，可见其亦随性之人。

外感疾病

红痧危症，昏不知人

寅春[1]，同乡寻管香太史[2]，在文昌馆作团拜[3]，申未之交[4]忽患身疼，众以为坐久而倦也，嘱之少息。晚餐初上，竟命驾[5]归矣，次早张太常[6]炳堂[7]，专车迎余，问何为？曰：管香病笃危在倾刻。其纪纲[8]乃多年旧人，涕泣长跪，求余救主人之命，余曰：昨在会中尚同席，何至如是？因系心腹交，不暇栉沐[9]，而往视之。四肢椎床[10]，昏不知人，提腕诊脉，无一丝可见；按太溪，则沸如涌泉；心头突突乱动。余曰：此红痧也，症虽危，却无碍。乃刺其委中、尺泽，出黑血半盏，神气稍定，急进柴葛解肌汤灌之。因嘱众人勿动，后半日当有红紫点发于肢体。晚再进一剂，明早当再来也。越日往视，炳堂太常迎门云，君言果验，此时紫斑夹痧而发，遍身如涂，而心地清明，约无害也，已进粥矣。余惊曰：谁使食粥！

[1] 寅春：寅，用在纪月里指农历的正月，寅春，应是指正月春节。

[2] 太史：古代官职名，掌管起草文书，编写史书等工作，清代翰林院负责此工作，故对于翰林有"太史"之称。

[3] 团拜：在春节时集体庆贺的聚会，此习俗至今仍在延续。

[4] 申未之交：未时与申时交界之时，未时为13~15时，申时为15~17时。

[5] 命驾：驾即驾车，命驾即命令备车。

[6] 太常：官名，掌宗庙礼仪，太常寺卿为正三品。

[7] 炳堂：为王堉之同乡，在《醉花窗医案》的另一次出现，是1854年因肝气凝结而致寒疝，求王堉诊治。

[8] 纪纲：语出《左传·晋公子重耳之亡》："秦伯送卫于晋三千人，实纪纲之仆"。"纪纲之仆"指有能力与担当的仆人，后遂以纪纲泛指仆人。

[9] 栉沐：栉指梳头，沐指盥洗。

[10] 椎：音chuí，意为敲打，如"椎心泣血"。

筆記

痧最恶粥，恐增剧也。炳堂又惶恐自怨。逮余入，又手足乱动，烦闷颠倒矣。急取麦芽汤灌之，始少安。晚以犀角地黄汤解其热，又以小陷胸汤解其烦，越五日而病安。惟余热未清，身如束缚。余曰：血热伤阴，固应尔尔。命服滋补之剂。半月而后，安然如常矣。

[1] 王咪咪.曹炳章医学论文集[M].北京:学苑出版社,2011:94-143.

【临床思维】

发病即昏不知人，病情颇危重。此时全凭切诊以定吉凶。先且寸口无脉，再切太溪沸如涌泉，次切虚里，突突乱动，由此可知邪实内闭。故能断定症虽危，治之不难。刺血开闭最速，若无刺血法清其血分毒热为先导，单用柴葛解肌汤以发散之难取速效。食复之后，用麦芽汤以化食滞，犀角地黄汤清血热，小陷胸汤荡涤胸膈间痰热。而完全康复，则在调治半月以后。

红痧是一种急性传染病，对应今日何种疾病无从考证。曹炳章在《瘟痧证治要略》一文中有详尽论述："痧胀乃仓卒闭塞之病，死亡更速，皆由平时喜饮醇酒，贪食厚味煎炒及臭腐等物……亦有从口鼻吸入，郁于经络腠理……邪气滞于经络，与脏腑无涉，不当徒用药味攻内，宜先用提刮之法即刺法，使经络既通，然后用药，始堪应手"；对于痧证之脉诊，"……入脏腑则冷汗淋漓，脉必迟微，甚至沉伏……急用刮刺，俟其气血流通，脉亦渐复。若脉伏时，必须再诊其两足太冲、趺阳、太溪等穴脉息之有无，或两足俱伏，百难活一，两足未伏，急用刮刺，庶可救也"；对于痧证之饮食禁忌，"凡痧疫已大定，数日之后渴者以陈米汤饮之，以醒胃气，或以轻快露或但饮细芽茶，以输送津液……王士雄云：必小便清，舌苔净，方可饮粥饭……"[1]。王埻对于本例患者之脉诊、刺血治疗、饮食禁忌，皆可与曹炳章之论述对比学习。

酒肉内伤，感寒生痰

裕州刺史[1]李莲舫，幼与余为文字交，以辛亥[2]孝廉由议叙[3]得州牧[4]，在京候选，与余同住襄陵会馆，寝馈共之[5]。每日与各相好宴乐，暮出夜归，风寒外感，且数中煤烟毒最可畏。一日余卧中夜尚未起，其弟小园促之曰：家兄病甚，速请一视。余急披衣视之，浑身颤汗，转侧不安。问之，则胸中烦闷特甚，欲吐不吐，且心头突突动。急提左手诊之，则平平无病状，余曰：病不在此也。易而诊右，脉寸关滑而泉涌。乃曰：此酒肉内薰，风寒外搏，且晚间煤火，渐而生痰。乃以二陈汤加麦芽、山楂、神曲，并芩、连、枳实等立进之，刻许安卧，至巳刻[6]急起如厕，洞下[7]红

[1] 裕州刺史：裕州，今河南方城，清朝属南阳府，裕州除州城外，还有两个属县；刺史，古代官职，清朝为知州的别称。裕州刺史之官职介于今日县长与地级市长之间。

[2] 辛亥：1851年，清朝咸丰元年。

[3] 议叙：其义有三，其一为清朝对于官员考核成绩优异者，给予"议叙"以奖励；其二是对于保举之人授予官职；其三指掌管议叙的官员。此处应为保举后授予官职。

[4] 州牧：即知州。"以辛亥孝廉由议叙得州牧"一句以概括李莲舫之仕途背景。

[5] 寝馈共之：寝，睡卧；馈，进食。寝馈共之，指李莲舫与王堉在京城时曾同吃同住。

[6] 巳刻：即巳时，上午9～11时。

[7] 洞下：指腹泻，如从洞泻物，形容泄泻之剧烈急迫。

笔記

[1] 消寒之会：旧俗入冬后，亲朋相聚，宴饮作乐，谓之"消寒会"，此风俗唐代即有，也叫暖冬会。

黄色秽物数次，午后胸平气定，进粥一盂。又欲趋车外出与友人作消寒之会[1]，余急止之曰，朝来颠倒之苦竟忘之耶。一笑而罢。

后腊月莲舫西归，余移与小园同榻，一日天未明，闻小园呻吟甚急，起而视之，病症脉象与莲舫无少区别。乃曰：君家昆玉，真是不愧，乃以治莲舫之药治之，所下与莲舫同，其愈之速亦同。晚间其仆乘间言曰，家主兄弟之病，幸老爷一人治之，若再易一医，必别生枝节，支蔓不清矣。其言近阅历者，乃首颔之。

外感疾病

急性起病，寒战，汗出，首先考虑外感。但胸中烦闷，欲吐不吐，又非外感病所常见。右寸关滑如泉涌，知为痰食聚于内而风寒搏于外。《伤寒论》166条所说"病如桂枝证，头不痛，项不强，寸脉微浮，胸中痞硬，气上冲咽喉，不得息者，此为胸有寒也。当吐之，宜瓜蒂散"，可与此病案参看。唯此病案之病势尚未至气逆欲吐，只在欲吐不吐之间，故用消导之剂，不用涌吐之法。服药后15分钟即安卧。由第二日上午急泻下秽物数次，更可印证痰食积滞为病。此患者在夜半发病，诊治处方后能立即买到药物，对于古代中药业之发达可见一斑。

此案服用化痰消食之剂，竟作狂泻而解，未用通下之药却达到通下之效。笔者于此现象曾亲历之。某年夏初，西游长安，淋雨寒甚，初不觉苦，肉食不辍，旅途烦劳，2日后寒热乃作。虽着厚衣，寒不稍减，恶闻食嗅，但欲卧寐。是夜，复乘车，越秦岭而入巴渝，寒更甚。彼时舌苔尚未起，自忖属少阴病，欲以麻黄附子细辛汤解之，然药店嫌药少无利不予代煎，遂合入补中益气汤。服后腻苔起，寒热更甚，至急诊测体温39.7℃，遂至同仁堂购三仁汤2剂，以备夜间服之。病虽甚，游玩之兴不能稍减，晚间大啖火锅，乘索道，越长江，于南山观渝城盛景。入寐已近子时，体若燔炭，妻以湿巾频频擦拭以祈降温，并多次侍服三仁汤，寅时腹中作响，急如厕，大泻之，胸腹之滞顿开。晨起勉强撑持，食吴抄手，至磁器口古镇，匆匆览龙隐寺，晚食于洞子鲫鱼，脾胃已醒，夜宿江上，清风徐徐，诸症渐次向愈。此次发病亦是湿浊与食积内蕴，服三仁汤后湿滞一开，则腑气通行，未用通下之品，而取畅下之效。

热郁伤暑，误用桂附

[1] 丙辰春：即1856年春天，咸丰六年春天。

[2] 需次：候补官缺，需按次序，故候补称为需次。

[3] 秦：陕西省。

[4] 守：古代官名，指太守、刺史，此处是西安知府的别称。

[5] 内阁前辈：沈小梅与王堉均曾在内阁任职，故称之为前辈。

[6] 税骖：解下骖马，后引申为故人之亡。从文义推测应指某人之亡故，使王堉暂时无公务可做。

[7] 谳局：谳，音yàn，评议罪案曰谳，谳局即审理罪案之所。

[8] 昕夕：与朝夕之义同。昕，音xīn。

[9] 奖拔：奖励、提拔。

[10] 大吏：对于独当一面的地方官的称谓，义同封疆大吏。

丙辰春[1]，余需次[2]入秦[3]，西安守[4]沈小梅，余内阁前辈[5]也。时税骖[6]，即召余入谳局[7]，昕夕[8]相从，蒙其奖拔[9]，信足感也。是年至四月不雨，至于六月旱甚，大吏[10]忧之，谋所以祈雨者，星甫年伯[11]以八卦坛进[12]。遂延僧道数十人诵经设醮[13]。派余及州县数人监其事。小梅素壮，自是夙兴夜寐，奔走不惶，兼旱天酷暑，事务增烦，遂得热病，烦躁不安，精神昏瞀[14]。余在雨坛未知其事。越日，小梅不来，问两首县[15]则曰：太尊[16]病两日矣。问何病，两县不能悉言。次候补府[17]何保如仆从而来[18]曰：小梅之病甚危，外似实症，内实虚寒，已进桂附理中汤，不知可获效否。因问其脉，保如以微对，余心窃以为不然，而未知形症，不敢辨也。盖小梅浙人，保如亦苏产，恐俗医误事，故延保如治之。次日，星甫惶恐而来曰，小梅病危在旦夕，昨服药后，益僵不能动，仅存余息而已。余告同人恐不至此，小梅病当是药误，急登舆而视之。至署，则阖家环泣，幕僚咸啧啧耳语。余急止之曰：病才数日，未必不可治，请一视之。其子似竹，急揖余曰：老伯既解此，宜施拯救，前实不知。随入视之，小梅横卧，呼之不知，面汗出如油腻，气息粗急，视其腹，浑身如赤，按之鼓甚，且鼻有血涕，两目白珠全红，口吻肿破，舌强不可卷伸。问饮食乎？曰，不食三日矣，惟饮水而嫌热。问二便乎？曰，点滴全无。诊其脉则丝毫不见，而血络棱起带紫色。乃告其家人，此实热内郁，外伤于暑。保翁误认为虚寒，投以桂附，若再服，则九窍出血，遍体紫黑而毙矣！幸气息尚盛，虽危尚可治，勿忧也。为立一方，以大承气汤、白虎汤、六一散合之。其幕孙桂珊曰：南人畏大黄石膏如鸩毒，今用至数

[11] 年伯：科举时代为对父亲同年登科者的尊称，明代中叶以后亦用以称同年的父亲或伯叔。

[12] 八卦坛进：建议设立八卦坛祈雨。

[13] 诵经设醮：醮：音jiào，道士所设置的做法持的坛；诵经设醮，指僧人诵经道士设坛做法事。

[14] 昏瞀：瞀，音mào，原意为视物昏花；昏瞀，意识不清。《素问·至真要大论》中的"病机十九条"有"诸热瞀瘛，皆属于火"。

[15] 首县：古代中国州、府、行省、布政使司等高于县级行政单位治所所在的县，称为首县。

[16] 太尊：对知府的尊称。

[17] 候补府：即是要等到现任的知府有空缺时，依次递补该知府缺的职位。

[18] 仆从而来：在仆从的侍候陪伴下到来。

两之多，恐虎狼之性戕人命也？余曰，病势至重，轻剂断不能达。孙曰，南人脾胃虚弱，不比北人强壮，宜少减之。余不得已请之曰：古人留石膏大黄专为北人耶？抑为天下后世耶？君如此多疑，以为可，则进，不可，则否，余不能误人性命，急拂衣而起。其家见言激切，急煎服之。而其子留余不使出署。越二刻许[1]，小梅呻吟求凉水，目开而语出。家人禁其饮凉，余曰，尽饮之无伤也，乃饮凉水两碗。刻许，而呼小便，下如血[2]。余曰：何如？至晚，则胸腹雷鸣，下黑粪数十粒，精神渐爽。家人共喜，急告以故，次早肩舆[3]迎余，握余手曰，蒙君再生，感激无既，前药尚可服否？余曰，一服始通，病尚未清，连服三四乃可，君何怯焉。凡五服，而病全除。数日后，小梅问余曰，大黄素实不敢沾口，今借此得愈，深为南人卖。余曰，前辈固南人，而京居十数年，脾胃亦与北人等。况医之一道，认病为先，不必存南北之见。小梅又欲服参补虚。余曰，本不虚，何容补。如参茸能壮

[1] 二刻：约半小时。

[2] 下如血：指小便色赤如血。

[3] 肩舆：抬着轿子。

外感疾病

人，则神农、后稷，何不教人食参茸而食五谷乎？小梅拍案曰，痛快之论，得未曾有闻者，咸首肯焉。

【临床思维】

点睛之笔在于，中医理论常识推知，一个素体健壮的人，不可能由于一次外感病就丧命，其间必有误治促其命期。望诊而汗出如油腻，周身皮肤赤，鼻见血涕，目睛红赤，口吻肿破，皆是热象。闻诊呼之不应，气息粗急，知生命已濒危。切诊其腹鼓甚，为实象，脉已丝毫不见，将出现内闭外脱。问诊旁人知饮水嫌热，二便全无，更印证为实热无疑。生命垂危，必须重拳出击，大承气汤通大肠以釜底抽薪，六一散清小肠以导热外出，白虎汤清气分弥漫之炽热。更值得留意的是，在二便通畅、精神渐爽时，能守方五服，并禁止恢复期用参茸温补，足见王堉诊治疾病之有胆有识。

此病夏日受暑，热郁于内则易四肢厥逆，此病本就津液缺乏，一经误用桂附理中汤大热之药，则津液耗伤更重，病情随即加重。家属又禁止其饮凉水，容量已经严重不足，呼之不应，舌强不可卷伸，已出现意识障碍；小便点滴全无，此已存在急性肾前性肾功能损伤；饮食未进，大便不行，腹满按之鼓甚，已出现胃肠功能障碍，腹压升高；寸口脉丝毫不见，已出现了休克；血涕，皮肤血络棱起带紫色，而两目白珠全红，已有弥散性血管内凝血（disseminated intravascular coagulation，DIC）表现，若再服桂附，则九窍出血，遍体紫黑，为晚期DIC了；气息粗急，已出现呼吸过度代偿，代谢性酸中毒。病情已经非常严重，在今日是会收入ICU的患者。按脓毒症第三版诊断标准（Sepsis 3.0）中的快速全身性感染相关性器官功能衰竭评分（quick Sepsis-related Organ Failure Assessment，qSOFA），意识障碍、呼吸急促、脉微不可及，已满3分。由此可见中药误用的严重后果，当今中医院里因西医治疗的掩盖，对于中药误治之后果已视而不见，值得深思。此病一经正确治疗，诸症渐次而解，中药治急危症之捷效可见一斑。

阴火大炽，清下无功

[1] 王丹文：王堉同乡人，王堉曾先后为王丹文之父亲（见"肝郁气逆，脉不应病"案）、母亲（见"血虚肝郁"案）、续弦妻子（见"少阳感冒，热入血室"案）治病。

[2] 春仲：农历二月，在此时令发热病，多见春温。

[3] 以茂才业医：以秀才的身份转而习医，并以行医为职业。

[4] 甫：甫，方才，刚刚。

[5] 靳不与：坚持不肯给予。

外感疾病

病之奇，有不可解者，徒执方药论之，辄不效。同谱弟王丹文[1]之母，春仲[2]忽患热，口渴神昏，发晕出汗，热如火，几发狂。其母家弟以茂才业医[3]，视之知为热。曰，此阳明正病也。投白虎汤用石膏至一两，而热如故。又有邻人李茂才亦业医，用承气汤下之，二便少利，而热如故。丹文邀余往视，按其脉极沉数，知阴火大炽，而肠胃燥甚。告丹文曰，中无实物，火热熏心，下之无可下，宜清降之。急用地黄汤加山栀、三黄进。药服而心颇清，热如故。是夜忽大雪，天甫[4]明，病者知之，要食雪。丹文以其年老，靳不与[5]。逾时，丹文外出，匍匐出户，就阶取雪，卧啖之，凡三碗许，觉心境顿清；又啖之，归而卧于床。至夕则热退身凉，越日而起。三日后，病若失矣。噫！药则罔效而天降雪以除其病。盖雪阴寒，不假烟火[1]，较药之清降胜万倍矣。医家无此法，亦不敢用也。

[1] 不假烟火：指雪与煎煮后的清降药汤相比，没有烟火的煎煮，阴寒之性更强。

[2] 咸丰戊午：即1858年，据索延昌《京城国医谱》记载杨熙龄出生于1853年，咸丰戊午年杨熙龄5岁，此段乃杨熙龄摘抄《冷庐医话》，刊行时出处阙漏。

【临床思维】

此案与"阴热斑疾"对比学习，便可得知王堉诊治"阴火"之法。外感病中阴火证的诊治要点：①大热大渴大汗出；②脉沉数；③肠内无燥屎。三者俱备，则可予地黄汤加苦寒降火之品。

此案服药已效，唯其津液仍缺乏，啖雪三大碗达到了补液与物理降温的双重效果。雪水治病胜于药力之事，非王堉一人遇到。清末北京名医杨熙龄有短文《雪水治疫》，附录于此，便于读者对比学习。

"冬雪水，救时疫大热症获效最速。余至杭州每遇冬雪即取藏坛中，咸丰戊午[2]四月，舆夫王姓发热身肿，呕吐不食，心口大热，似有一大块塞住胸间，病逾十余日已危笃，其妻来求药，乃以雪水与之，饮一大碗，即安睡半时许，遍身大汗，身凉思食而痊。《友渔斋医话》：一人七月间病热，日夜炎炎不解，医用杏仁、薄荷、芩、连之类，解肌退热，数服不愈。病经旬日，其人开张药铺略知医药，因谓同伴曰，前所服药，甚为对症而不瘳，我其殆焉哉（杨熙龄注：热病服清解药无效者俗名铁伤寒难治）。惟心中想冷饮（杨熙龄注：热病想冷饮尚是顺证，若天生逆证必反想热茶），同伴咸谓闭塞腑气，不与，病者无可如何。又经数日，适无人在侧，因忆床下藏有雪水一瓮，乃勉力支撑，掀盖连饮数碗，即倒卧床下，汗流遍身，及觉即思粥饮，身凉脉静矣。"

风寒水肿，误作虚治

[1] 老医少卜：世俗于医者推崇年老者，占卜者推崇年少者，以为年老之医者经验丰富，年少之卜者善于决断。

[2] 家君：对自己父亲的谦称。

[3] 劳攘：纷扰劳碌。

[4] 上元：农历正月十五日为上元。

[5] 堉：即作者王堉。

[6] 俟：音sì，等待。

[7] 扬扬睨一切：扬扬，得意；睨，音nì，斜着眼睛看。

[8] 斫轮手：指斫木制造车轮，典故出自《庄子》，一工匠名轮扁，制造车轮技艺超群，其技艺之妙，只可意会不能言传。

[9] 茶后：古时医生到病家出诊，病家都要礼节性地准备茶点，医生用过茶点，再诊脉议病用方。

谚云："老医少卜"[1]殊未必然。盖此事全关天资学力，资质清者，读书多，则虽少亦佳，资质浊者，胸中无物，老而亦愦愦也。辛酉春正月，家君[2]体素壮健而年过七旬。以新年酬应劳攘[3]，且多食厚味，又年前偶感风寒，痰咳流连。上元[4]后，目下暴肿，渐而两足增胀，渐而两手亦胀矣。堉[5]屡欲施治，而家君素不服药，自以体壮，俟[6]其病之自已也。越三日更甚。以长媳有小恙，前曾经杨医治之，乃托治媳病，遣人招杨治家君病。下车视之，则须发苍然，步履迟重，戴眼镜矣，轮扶杖而入，毫无谦抑态，扬扬睨一切[7]。余唯唯听命，窃意必斫轮手[8]也。茶后[9]以家君病请教，杨曰，脉后再谈。诊之越时许，乃释手曰：年老气虚，宜有此疾，此时宜先补虚，不必治肿。气不虚，肿自已也。余以其统混无头绪。辨曰，经云："水肿初起，目下如卧蚕形。"今家父病适合，似宜先导水，杨怫然[1]曰，治病拘定书本，焉有是处。请服余药，方信余之不谬也。余未便非之，而心窃不谓然，因请一方。乃八珍汤加桂附也，又加陈皮五分，木通三分。云可利水，掉臂[2]而去。知必不效，而家君以其年老，当有确见。药初进而胸腹增满，肿愈甚。不得已，私以[3]杏苏饮加木通、牛膝、防己各三钱，煎成请家君服，至半夜，则小便五六次，天明腹宽，而肿处作绉形[4]，嗽亦少止矣。家君见药效，连进四服。肿俱消，惟肾囊尚胀，停三日，又以原方加葶苈、二丑进。凡一服，小便洞下十余碗，肾囊如常，而病全息矣。谚之重老医者，以其阅历深，而见闻广，如杨某者，虽松鹤[5]之寿，此事安得梦见乎！

[1] 怫然：忿怒的样子。

[2] 掉臂：甩动胳膊走开，表示不顾而去。

[3] 私以：私下处方，王堉偷偷地更换了药物。

[4] 绉：同"皱"，即肿消减处皮肤变皱。

[5] 松鹤：喻高年、高寿。

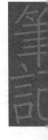

老年患者误以实证作虚证治，此类教训在临床屡见不鲜。从起病特点来看，急性起病，有受风寒之病史，首先考虑表证，治疗首当祛邪外出。杏苏饮是开宣肺气之品，肺为水之上源，导水必自高源。故服一剂即尿量明显增多，第二日即觉舒适，此后守方加减数剂痊愈。

这个患者从症状看，属于外感诱发心力衰竭。体循环瘀血，故由头面、手足水肿，胃肠道瘀血故见腹胀，小便通行，心脏功能渐复，故腹中觉宽，肿处已皱，嗽亦减少。现在一提到心力衰竭，最先想到的就是温阳补气利水，这是伪中医思维，约等于用中药来替代强心利尿。临证之时，值得反思。这个病变还有一处极有趣，患者是王埙之父亲，亲人不信亲人，宁愿相信外来的医生，这在中国家庭绝不少见。王埙既能顺从父亲的愿望，请老医为之诊治，又能在关键时刻更换处方，而不让父亲难堪，孝心可鉴。

外感疾病

阴虚血热，误作痧治

吾里中有口头语，见卧病[1]者，则曰伤寒热病，医者来，则曰汗症[2]也。而不知伤寒与热病二者大相反。盖伤寒，则真伤于寒，须用热散，仲景之法是也。热病，则外而风寒暑热，内而饮食嗜欲，皆能致之。一或不慎，杀人易于反手。春温夏热，河间之法最善。至饮食嗜欲，则合东垣丹溪之法。参而通之，无遗蕴矣。

长媳初入门十余日，得温病。呻吟叫号，反侧不安。因新妇，急告其父。其父延一医来，则吾里中丙午茂才也。幼尝同考试，其人玩世不恭，乡党薄之，颇落拓[3]。虽通医理，而所读不知何书，每治病，药寥寥三四味，皆以分

[1] 卧病：因病卧床，此种情况常见于急性外感病及慢性久病，故里中口头语有"伤寒热病"云云。

[2] 汗症：可用发汗之法治疗之病，伤寒与热病皆有发热，不知医者以为发汗皆可以使热退，故里中口头语有"汗症"之说。

[3] 落拓：落拓不羁，指行为放浪，不受拘束，性情豪放，行为散漫。

[1] 武安：武安市在中华民国前隶属河南彰德府（今安阳），称武安县，中华人民共和国成立后划归河北。武安药侩，指倒卖药物以从中获利的武安人，是王堉对此人的不屑称谓。

计，故获效甚少。请视长媳，出告余曰，痧也，宜服犀角解毒汤。尚觉近理，急服之，痧未出而热如故。又易一医，乃河南武安药侩[1]也，初解药性，立方字常误，胸无墨水，而治病颇有一二效者。适为邻治病，延之来。诊脉不一刻，即出曰，此是痧症，又兼胃寒，故胸烦作呕耳，须用温散。请其方，则平胃散也。余不欲令服，而家中人皆曰，时医常以误效，请一试之。药入口则热几如狂，昼夜不安。实无可处。余乃入诊之，脉极沉极数，而外症甚险。告其父曰，以弟愚见，当是阴虚血热。此热症，非痧症也。如是痧，流连将十日，何无一点发耶。此虽新来，乃弟儿妇，当以私意治之，倘有误，亲家亦相谅也。其父诺。乃以大剂地黄汤易生地，合三黄汤满饮之。二更许沉沉睡矣。又恐余热未清，加蝉蜕、灯芯，四服而热止，病始安。令常服麦味地黄丸，半月痊愈。

　　外感病初期，宜给邪以出路，初用犀角解毒汤开门揖盗在先；次用平胃散劫烁阴血在后。病已发热如狂，昼夜不安。由脉之极沉极数，且不见阳明内结，故断为阴火。用六味地黄汤合三黄汤滋阴降火治之。二诊加蝉蜕透邪于外，灯心草导热于下，堪称点睛之笔。

　　关于外感病治疗中用地黄汤，争议极多，而赵献可、张景岳、薛己极善用之。论述亦颇多。但我读之总不能得其要领。《醉花窗医案》这则外感病从阴火论治的医案，终于得其用方指征：即热渴汗出明显，无可下之证，脉极沉极数。以下节录赵献可《医贯·温热论》以对比学习。

　　"然则欲治温病者将如何？……经曰'不恶寒而渴者'是也。不恶寒则知其表无寒邪矣，曰渴则知其肾水干枯矣。盖缘其人素有火者，冬时触冒寒气，虽伤而亦不甚。惟其有火在内，寒亦不能深入，所以不即发，而寒气伏藏于肌肤。自冬至三四月，历时既久，火为寒郁于中亦久，将肾水熬煎枯竭。盖甲木，阳木也，藉癸水而生。肾水既枯，至此时强木旺，无以为发生滋润之本，故发热而渴，非有所感冒也。海藏谓新邪唤出旧邪，非也，若复有所感，表又当恶寒矣。余以六味地黄滋其水，以柴胡辛凉之药舒其木郁，随手而应，此方活人者多矣。"

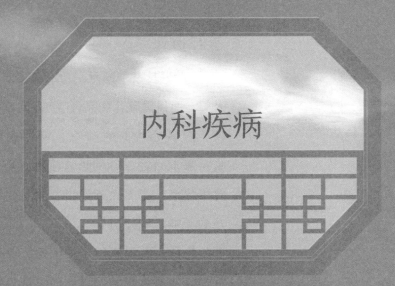

内科疾病

次年散馆，作武邑宰，秋寄函问余，有曰：自服君药，顿去沉疴，怀念良朋，时形梦寐，每公余独坐，犹忆握腕清谈时也。

肝系疾病

[1] 笔者按：原书中此"暴怒伤肝"案与
"妇产科疾病"门之"产后胸痛"案、
"儿科疾病"门之"乳儿痰疾"案，为同
一篇。现拆分为三篇。

[2] 胸高气喘：喘息、呼吸困难，胸廓起
伏增大。

[3] 衣冠来谢：衣冠，衣服和礼帽；衣冠
来谢，指郑重致谢。

内科疾病

暴怒伤肝

[1]后返其家未逾月，乃婿忽来，下车入门，面目黑腻，胸高气喘[2]。问系吐血疾，自言心中时时作呕，两胁刺痛发咳。来求治之。诊其脉弦而滑，乃曰：此气秘也，必有大不遂事，暴怒伤肝，乃致是疾。张曰：然。余曰：曾施治否？张曰：有村医以余为阴亏，命服地黄汤，转增腹张，乃辞，而求阁下。余为开苏子降气汤，又开逍遥散方，付之曰：路远病劳，归先服降气汤，气当舒，再服逍遥散，血当止，十数日保无恙，无烦再来也。张谢而去，如言服之，月余，遣人来言，主人病痊愈，恐在念，令小人先告知，有暇必衣冠来谢[3]也，余固止之。

望诊见面色黑腻，闻诊觉气喘胸高。黑腻之色乃有余之邪凝结使然，气喘胸高乃肺气不降使然。然其因实而不能降，抑或因虚而不能降，尚不足以鉴别。问诊知吐血，咳嗽，心中时时作呕，两胁刺痛，此肝木不能调达之象。切诊可及弦滑脉，弦主肝郁，滑主邪实。临床收集四诊症状不难，凭症状而定主方不难，难在能从中医病理生理层面，阐明疾病之前因后果，合理地解释每一个临床症状，并知其转归。

这个病案是以吐血为主诉就诊的，血可以由消化道而来，亦可由肺系而来，前者现在称为呕血，后者现在称为咯血。从气喘、两胁刺痛、咳嗽来看，为肺系的出血。缪希雍有治吐血三要法：①宜行血不宜止血；②宜补肝不宜伐肝；③宜降气不宜降火。王堉治此病，初用苏子降气汤数剂以降气，次用逍遥散十余剂以疏肝、行血，并未用一味止血药，即可断定一诊即愈，无烦复诊，堪称神奇！

风痰昏乱

[1] 颠倒欲绝：翻来覆去地，如同要死去一样。

[2] 祟：鬼神作怪，古代民间多信奉鬼祟致病。

[3] 驱：驱赶。此处指驱鬼。

[4] 粟帛：粟指粮食，帛为丝织品总称；粟帛泛指财物礼品。

[5] 香褚祈禳：香褚，香囊；祈禳（音 ráng），作法事以求福除灾。

里中段某之妻，年廿余，忽患昏乱，浑身颤汗，口謇不能言，腹中满闷，颠倒欲绝[1]。其家以为祟[2]，招女巫驱[3]之。女巫多索粟帛[4]，用香褚祈禳[5]之，病不减。三日后，求余视之，诊其六脉乱动，沸如泉涌，且手足乍屈乍伸，不可把握。乃告之曰，此风痰也。少年气盛，下之则愈。乃命服祛风至宝丹。至晚则大便出红黄秽物数筒，次早而安。又请往视，六脉俱平，神气清爽。告曰，病已去，不必服药，但避风寒，节饮食，不久痊愈。半月后酒肉来谢，余知其贫，却之。

起病急，症状怪异，切诊六脉乱动，实在不可把握。但怪病有怪病的治法，怪病多痰，可以痰论治，从痰论治亦是王堉重要的医疗特色。此人手足乍屈乍伸，浑身颤汗等症状，皆属风动之象，所以断之为"风痰"。王堉虽不能确定疾病之成因，但还是猜测病由"少年气盛"，事不遂心所致。

此患者二十余岁，骤然起病，症状乍看异常严重。突然出现的意识不清，口喑不能言就像脑血管急症一样，但她并没有口眼歪斜，肢体偏瘫；突然出现的腹中满闷，颠倒欲绝，简直就像腹部急症的表现，但过了3日症状也没有进展。连不懂医的家属都觉得这病蹊跷得很，所以家属觉得像是被鬼神附体，请来女巫驱鬼。如果是神经症，用香褚祈禳或许有改善。本例患者的表现更像一种急性短暂性精神障碍，由于生活环境中一些不良因素刺激，使得素有性格不健全或缺陷者出现了急性错乱状态。用泻下痰浊的方法治愈，也符合精神病的特点。

痰厥头痛

[1] 天主教：天主教在唐代以景教之名流行，明清时期耶稣会士竭力传教，清朝中晚期已发展壮大。

里中王云集夫妇，习天主教[1]，精于技艺，大而土木之工，小而钟表之细，以致裁衣治膳，骑射技击之术无不通，亦无不精也。而清贫如洗，夫妇诵经奉佛，意气淡泊，乡党皆敬之。壬戌春，得脑后疼，起卧不敢转侧，动则如针刺。请王槐堂茂才治之，以为风也，散之不效，乃邀余治。诊其六脉浮滑，两寸俱出鱼际者半寸。告曰，此痰厥头痛，非外感也。甚则为刚痓，必至角弓反张，身体强直；缓则半身不遂，口眼歪斜，实大症也。止头痛，极易事，但此病须服药数十付，乃除根。不然疼虽止，将复发。王以贫辞，乃曰：但能止头痛则举动自如，余听之可也。乃示以

内科疾病

东垣通气太阳汤二服，痛果减，遣人告余，拟余易方，余曰，方无可易，但服至五六付，痛全止矣。王遵之，痛遂已。其妻劝其再治，其夫苦无药资，遂止。余近闻其手足迟重，饮食不思，且皮肤疼痛不自觉。噫！贫人获此大病，若跌扑而痰壅以死，犹为了当，不然恐沉绵床褥，累月经年，其罪状有不可以言语者。伤哉贫也！

【临床思维】

主诉为脑后疼痛，在体位变动时尤其明显，疼痛性质为针刺样。病位是在太阳经，而病因则不详。起病没有受风寒史，疼痛并不见风加重，且用散风汤不效，故知病因不是风寒外感。诊脉浮滑，见两寸超出半寸，浮主痰，脉上鱼际为有余。用东垣通气太阳汤五六剂疼痛止。

后头部疼痛，病因很多。这位患者后头痛，头颈转动痛剧，且多从事低头的工作，如木工、修钟表、裁衣治膳等，先要考虑颈椎病，然其不伴有眩晕，颈肩部亦不疼痛，不符合颈椎病头痛的特点。针刺样的头痛，又在转侧时明显加剧，表现类似枕下神经痛。枕下神经痛不会出现角弓反张、身体强直、半身不遂、口眼歪斜，而烟雾病所致的后循环缺血可能出现这种预后转归，出现构音障碍手笨拙综合征等。王埙通过四诊，能够确知其预后，告知止痛易，而复发难避免，且将缓慢进展，生活能力渐失。古代中医的一些诊断能力，我们现在不仅无法企及，恐怕都不敢相信。反观现在中医的诊断水平，实在汗颜。

笔记

肝郁头痛

[1] 鞋贾：即卖鞋的商人。

[2] 符咒：属于道家，指通过画符诵咒，以达到驱使鬼神、治病禳灾等目的。

[3] 法水：道士、巫师自诩能除病驱邪的水，黄巾军及太平天国等民间组织皆用此法辅助发展信徒。

[4] 龌龊：卑鄙、丑恶。

[5] 块然痴物：块然，木然无知；痴物，见前注。

[6] 武童子试：是考武秀才，与考四书五经的文秀才有别。

[7] 赴府：府，指汾西州的州府所在，即现在山西的汾阳市。

[8] 狎邪之费：妓院嫖娼费用。

[9] 三更：子时，即夜间11点至凌晨1点。

[10] 武庠：即武秀才，古代学校称庠，故学生称庠生，明清时庠生为秀才的别称。

内科疾病

又有杨姓名清礼者，鞋贾[1]也，家颇居积，性好符咒[2]，并以法水[3]治病，时有小效，而其实胸中龌龊[4]，块然痴物[5]也。与其弟每同居，弟性好挥霍，然善理财，以故日用应酬诸费能源源接济无缺，兄则不能沾手。辛酉冬，其弟应武童子试[6]赴府[7]。礼忽大病，头痛如裂，身热如火。急请余治。灯下诊之，肝滑而数。告曰，此必有大不遂事，以致肝郁头痛，平肝痛自止。然何忽至此，暗询之，乃知狎邪之费[8]，内外交迫也。乃处以左金丸，三更后[9]颇可。适其弟入武庠[10]，报马络绎，礼不顾严寒，单衣而出，又召外感，次日病益甚。又请余治，余不耐与此辈交，峻绝之。杨日日易医，且医者日数人，而病转甚，将近狂。其弟问余，余曰，此系心病，非药石可疗，置而不问，过年当自已也。其弟笑颔之。除夕果减，元旦后日愈矣。知者见余无不服。余言，观此二病，知此等症候，虽华扁[1]亦无可如何也。不失人情之论，不益信哉。

[1] 华扁：华佗、扁鹊，代指神医。

【临床思维】

急性起病，头痛如裂，身热如火，诊脉却不见外感之象，独左关滑数。仅以左金丸平其肝。后来再受寒，症状加重，屡换医生而无效。王堉因知其病因所在，故断定过年则愈。这则医案医疗内容少而人情之论多。旧时到了农历年底称年关，所有债务都要还清，故有过年则愈之说。

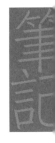

气郁胁痛

里中张士美之妻，以夫不自立，常抱抑郁，而性颇桀骜，一切衣食稍不遂意，辄负气相争。壬戌夏，其次子以食积胃热致喉肿，请邻人张宝玉治之，张不学无术，以针刺其喉，用新白布擦之。越日，益水汁不下，三日而殁。士美之妻因丧子而增病，乃胸膈作痛，饮食不思，终日昏睡，头目眩晕。适余至其家，请一视之。诊其六部沉郁，肝脏尤甚，乃告之曰，此气郁也，数药可愈。但须戒忿怒，不然虽愈将复发也。处以香砂四七汤，三服而痊。

【临床思维】

本例患者，先从性格秉性谈起，"常抱抑郁"，"稍不遂意，辄负气相争"，可知其为气郁体质。此次发病，又有一个明确的情志刺激，即次子因病而死。诊其脉亦是沉郁，且左关尤其明显，故从郁证论治。用四七汤开胸膈之滞气，加木香、砂仁开胃进食。四七汤即调整剂量后的半夏厚朴汤。

这个患者是王堉的同里之人，因平时复有往来，故对她的生活处境和性格特点有深入的了解，现在医疗是在医院进行，医生与患者彼此互不相识，很多病情原委难以得知。她的次子因食积胃热致喉肿，即小儿扁桃体肿大，此病名乳蛾，在历代治疗中，只有彻底化脓肿大影响吞咽甚至呼吸困难的，为了急救，才用针刺局部以排脓，过早刺之属于误治。

内科疾病

笔记

104

气郁吐逆

同乡张文泉司马[1]，于余为同谱弟，丙辰[2]春，先后入秦需次，公余则酒宴过从。其戚乔其[3]亦介人，为楚郧阳府经[4]，以提饷来秦，馆于文泉之室，文泉厚遇之。而乔鄙甚，饮食之外索洋烟[5]，洋烟之外索衣服，又索小费。文泉稍拂之，则裂眦负气。久而不堪其扰，拟遣之去，又以军饷未齐，迟迟两月，临行诟诼百端，几乎握拳相向。文泉素讷于言，不能发泄，心甚恚[6]之。一日由咸宁[7]过余，余留晚餐，言次文泉含泪欲滴，余劝以不仁之人无可计较，既去矣，置之可也。文泉归馆，则气急腹痛，呕吐大作。急遣车邀余，至则痰涎溢地，犹张口作吐状，汗出如流，面带青色。诊

[1] 司马：古代官名，明清时期士大夫将司马作为同知的雅称。同知是知府的副职，级别相当于现在的厅级或副厅级，每府因事而设一两人，负责分掌地方盐、粮、捕盗等。

[2] 丙辰：1856年，即咸丰六年。

[3] 其：疑为"某"字之误写。

[4] 楚郧阳府经：楚，湖北的简称。郧，音yún，郧阳府为处置陕、豫、鄂三省流民之地，于1476年建立，1912年废止，此地山高林密人烟稀少，是流民垦荒及躲避官府徭役的胜地。府经，知府的属官。

[5] 洋烟：从国外进口的鼻烟。

[6] 恚：怨恨，愤怒。

[7] 咸宁：陕西咸宁县，历史上是和长安县并列的一个县。中华民国取消建制，并入西安市长安区。

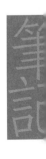

之，则六脉俱伏。乃曰，此气郁而逆也，甚则发厥。急命捣生姜汁半碗灌之，刻许而吐定，然胸腹闷乱，转侧难安。乃以越鞠丸合顺气汤进之，至天明而腹舒，仍命服顺气汤，三日而愈。

【临床思维】

呕吐大作之际，捣生姜汁半碗灌之是救急之法，此处生姜之量应在100g以上。救济之时，虽然匆忙却不可舍去中医的四诊。中医四诊往往可以瞬间完成，不会延误急救工作。望诊见面色青，切诊见六脉俱伏，兼以席间垂泪饮酒，故知气郁，生姜救急后用汤剂调治而愈。

《素问·举痛论》说："百病生于气也"，真实不虚。民间还有说法，在生气恼怒时，勿进食，否则食与气结，最伤身体。张文泉因忿恚无处发泄，而致吐逆欲厥，病势危急。在生气恼怒时，身体处在应激状态，损害最大，对于有内伤基础疾病者，最易诱发。

内科疾病

血虚肝郁

同谱王丹文之母，夏月染疫症，留连数月。屡易医，病渐去，而苦发热头痛，胸中烦扰。而性情反复，忽而不服药，亲邻力劝之而不肯也。一日头痛甚，丹文专车迎余，因视其病。以同谱，故侄呼余，余亦伯母呼之，再三开导，乃许服药。诊脉则沉数，而肝部涩，左寸微。告丹文曰，此血虚肝郁也。专滋阴以润血，热当已，且"乙癸同源"，血润则肝亦舒，头痛亦当止，乃开归芍地黄汤，加薄荷、山栀以清之。二日后，丹文来，问之，则身凉而头痛止矣。又不服药，余以其病无碍听之。

【临床思维】

传染病恢复期，出现发热头痛，胸中烦扰，性情反复，不欲服药，从"发热头痛"症状来看，不除外感受新邪的可能，但从脉象来看，当是因生病而导致的情志不畅，脉沉数为病在阴分，左关涩提示肝气不调畅，左寸微提示心血亏虚。用归芍地黄汤养阴血，薄荷疏肝解热，栀子清热除烦，此二味尤为精妙。

此例患者病中出现了性情反复，临床中患者出现情志改变，往往与病情变化及用药相关。在住院患者中遇到的会更多，这与住院患者病情较重用药复杂有关。这些情志改变，并不都是语言劝慰所能解决。曾经有一位90岁的老人，因为严重的感染在重症医学科住院，有一天突然出现了恐惧异常，一有人走近她就战栗，不能配合治疗。一位小医生频频安抚，并没有太多效果，经验丰富的上级医师看到正在输注抗生素亚胺培南西司他丁钠，便让立即停药。停药当晚即安静许多，第二天又神志恢复如常。对于通过安抚解决，还是通过药物调整，鉴别要点在于能否正常交流，最常用的鉴别法为3个问句：贵姓？贵庚？府上何处？如能准确回答则除外谵妄，提示需要多予安抚，加强人文关怀，最佳处理是转出ICU，由亲人陪护。

肝郁呕血

[1] 副夥：手下，助手。夥，音huǒ，伙的繁体字。

穆某之副夥[1]，忘其姓名。素有呕血疾。因见穆某病危，铺事纷集，以急躁故，呕血转甚，亦求余治。余问曾服药否？曰，药不离口者数年矣。而作发无时，见逆事则益甚。为诊其脉，并不甚虚，左关弦滑如涌，且有坚象。余曰，此肝郁也。君初得病时，必因暴怒，此后必胁间时时刺痛，甚则呕，色必紫黯。曰诚然，先生何如见也？乃以左金丸合颠倒木金散解其郁，继用逍遥散舒其肝，命常服养血平肝之剂，戒其忿怒。一月而后酒肉来谢，余却而问其病，曰：服逍遥散后，已胸胁宽舒，血归乌有，先生命长服之药，不欲服也。余听之。

　　呕血，血因呕吐而出，此出血部位在消化道，病情缓解期不呕血，遇到不如意的事情，极易诱发呕血，责之于肝。切诊左关弦滑如涌，且有坚象，肝郁之证明确。先以吴茱萸、黄连、木香、郁金以伐肝，再用逍遥散以补肝。

　　本病从西医之角度看，当属胃溃疡或十二指肠溃疡所致呕血。从中医角度审视此病，其治疗应治肝而非治胃。若受西医知识的干扰，用抑酸收涩止血类中药治之，是把中药当西药使用，已属舍本逐末行为，其疗效必然不会优于西药的质子泵抑制剂。

阴虚内热，伤脾唾血

[1] 同年：科举时代称同榜或同一年考中者。

[2] 1852年，即咸丰二年。

[3] 捷南宫：汉代尚书省称曰南宫，后世称应礼部试者亦南宫试。捷南宫，即礼部考试告捷。

[4] 庶常：清代官名，以进士文学优等及善书画者担任。

内科疾病

同年[1]娄丙卿，壬子[2]捷南宫[3]，得庶常[4]，亦寓于三忠祠。素有唾血疾，人不知也。一日宵坐，其仆携汤药来饮之。因问君何病，所服何药。丙卿曰：弟有血疾，经数年矣，医药不啻百辈，竟无效。昨遇医士，以为肺金受火伤，赐一方服之。虽不甚效，然尚平平无大误，弟觉病非旦夕病，故药亦无旦夕效也。余请一诊视，丙卿曰，润翁解此乎？相处不知，几交臂失之。乃伸其腕，觉六脉沉细而数，脾部尤甚，而肺部却浮短而涩，非病脉也。乃告曰：君所患为阴亏生内热，兼思虑伤脾，脾不统血，故午后有时发热，水泛为痰，或梦遗失精，怔忡惊悸，然否？丙卿曰，所言之证，无毫发差，当作何治？乃视其所服之方，则救肺饮也。告曰，君病在脾肾两经，与肺并无干预，果肺病，当喘咳。君不喘咳，而以紫菀、兜铃凉之，是诛伐无过也。久而肺寒气馁，则成瘵矣。此时夏令，宜常服麦味地黄丸，令金水相生，水升火降，血亦当少止。秋后以人参归脾丸摄之，不过二斤，保无病矣。丙卿乃买麦味丸服之。五日后，热退神清，唾少止，继以归脾丸。至仲秋后分手时，则血全止而无病矣。次年散馆[1]作武邑宰[2]，秋寄函问余，有曰：自服君药，顿去沉疴，怀念良朋，时形梦寐，每公余独坐，犹忆握腕清谈时也。余复谢焉。

[1] 次年散馆：1852年翰林院学习期满。

[2] 武邑宰：武邑，现河北衡水武邑县；宰，县令。

　　唾血经年，慢性病，无明显不适症状，从外观望诊无异于常人，须平脉以别之。六脉沉细数，故知阴虚内热，右关脉尤甚说明脾更虚，在读书人最常见于思虑伤脾。又仔细分辨了右寸脉，虽然浮短而涩，却不是病脉。阴虚不能敛阳，故午后时有发热，脾虚不能化生精微，故水泛为痰，虚热扰心，故梦遗失精，血不养神，故怔忡惊悸。这些症状若非医者从脉象中推出，连患者本人也会忽略，更不会认为这些症状与唾血之间有什么相关性。既明症结所在，用药则不难矣。然夏令用麦味地黄丸以养肾阴，秋令用人参归脾丸以益脾气，治分先后，药依时令，足见思维之巧妙。

　　此患者咳唾则有血出，从解剖位置看来，病灶一定在肺部。没有形体消瘦、两颧潮红、夜间盗汗、声低气促等虚劳症状，故可除外肺结核所致的咯血。另一个常见的慢性反复发作的咯血疾病是支气管扩张，经典的支气管扩张会有慢性咳嗽，咯大量脓痰，而有些患者咯血可能是其首发症状，并且是唯一的症状，这类支气管扩张称为干性支气管扩张。常见于结核性支气管扩张，病变多在上叶支气管。娄丙卿所患的很可能就是这种干性支气管扩张。此时没有咳嗽咳痰症状，用紫菀、兜铃凉之，是诛伐无过之地。王堉从脉象入手，找到了治疗思路，长期服用麦味地黄丸和人参归脾丸，增强了体质，治愈了疾病。

内科疾病

湿热内淫，实证吐血

武芝田先生，崞县人[1]，以名进士出宰陕西[2]，后升榆林观察[3]，以榆林地瘠，故在省遥领[4]之。观察素豪于饮，以酒积得吐血疾。余在省候补[5]，一日招余往视其病，谈及其病，观察曰：吐血数年矣，遇郁益甚。已更十数医，或曰思虑伤脾；或曰暴怒伤肝；或曰血热妄行。或效或否，而终未拔其根，可为吾一治也。余见其气体魁伟，面色红润，食饮兼人，知非虚证。为一诊之，则左部沉实，非病脉，右关沉弦而数。乃告曰，大人乃有余病，非不足病也。如思虑伤脾，则当怔忡健忘惊悸；如血热妄行，则当身热发渴，头晕目眩；如暴怒伤肝，则当两胁膨胀，胸膈不开，兼发

[1] 崞县：崞，音guō。崞县，即今山西北部之原平。

[2] 出宰陕西：宰，清朝对于知县的称谓。出宰陕西，即到陕西担任知县。

[3] 榆林观察：榆林，即今陕西最北部之榆林市；观察：官名，清代对道员的尊称。榆林观察，级别相当于现地级市市长。

[4] 在省遥领：任官而不到任所，只在他处管事，叫做遥领。在省遥领，即在陕西省府西安遥领榆林政务。

[5] 候补：清代官制，对选定未经补实缺的官员到某处听任叫候补。

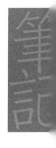

呕逆。今无此诸证，则前医皆误也。以愚见参之，必是湿热内淫。热能瘀血，故所吐必血色紫黯，且时而成块；胃口多患刺痛，小便常赤，大便艰涩，时亦带血。观察曰，语语不谬，当作何治？

余曰：先以葛花解醒汤清其胃，继用枳术胃苓丸行其瘀。再饮食淡泊以调之，不过一月，保不再犯矣。观察如言调摄，廿日而安。后观察内艰归里[1]，以清风两袖，主讲吾汾之西河书院[2]。余亦以内艰归籍。相隔六十里，文字往还甚密。

[1] 内艰归里：内艰，古代称遭母丧为内艰，指因母亲去世而返回家乡。

[2] 西河书院：位于汾州府治汾阳（现山西汾阳），康熙二十四年（1683年）创建，当时叫棠荫书院，雍正七年（1729年）知府窦容恂在棠荫书院旧址上拓建，改称西河书院。

【临床思维】

因为饮酒后出现吐血，数年屡治不愈。望诊体形魁梧，面色红润，食量兼人，先排除了虚证。因平时饮酒，最易生湿热，右关脉沉弦数，是病在胃。同时进行了问诊，只不过问诊的形式是医生说症状。针对饮酒史，先用葛花解醒汤清胃是本案的亮点。

积滞致病，现在中医临床已较少关注了，除非有明确伤食史，且舌苔厚腻或腐腻，脉滑，大便酸腐等典型的食积症状出现。如本例患者，只是平素嗜酒，就诊当下，也不见有醉酒积滞症状。但还是用来葛花解醒汤，用方思维非常巧妙。武芝田嗜酒，后来出现吐血，遇到情志不畅时，吐血更加严重，从西医解剖学来看，其病灶在于胃或十二指肠有溃疡。王堉虽说用枳术胃苓丸以行瘀，但枳术胃苓丸主要是健脾养胃化湿，溃疡愈合，胃复其旧，瘀滞自去。

内科疾病

笔记

邪风中府，卒然昏噤

商人穆棲桐，吾介东乡人也。在京为号中司事[1]。体素肥胖，又兼不节饮食。夏有友人招饮，酒后出饭肆，卒然昏噤，口不能言，四肢不能运动，胸腹满闭，命在旦夕，车载而归。其契友南方人，颇知医，以为瘫也，用续命汤治之，数日无效。乃转托其同事延余视之。余诊其六脉缓大，惟右关坚欲搏指，问其症，则不食、不便、不言数日矣。时指其腹，作反侧之状。余曰：瘫则瘫矣，然邪风中府，非续命汤所能疗，必先用三化汤下之，然后可疗，盖有余症也。南医意不谓然，曰：下之亦恐不动。余曰：下之不动，当不业此。因立进三化汤，留南医共守之。一饭之

[1] 号中司事：即商号中之管事者。

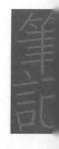

际，病者欲起，肠中漉漉，大解秽物数次，腹小而气定，声亦出矣。惟舌根謇涩，语不甚可辨，伏枕视余，叩头求命。因问南医曰：何如？南医面赤如丹，转瞬间鼠窜而去。因命再服二剂，神气益清。用龟尿点其舌，言亦渐出。不十日铺东[1]逼之归家。余在京供职，今不知其如何也。

[1] 铺东：商铺的主人。

【临床思维】

中风病诊治无误，前医用续命汤治其瘫，数日无效。王堉先问了个人史，知其体素肥胖，食饮不节，且在酒足饭饱后猝然发病。由个人史来看，素体之痰湿和新有之食滞不得不考虑。切诊其脉，右关坚实搏指，提示胃家实。再参以问诊，不食、不便、不言，且时常指其腹，知腹中有所苦。由此更加确定，治疗应从通胃肠入手。续命汤用于外有六经之形，内无便溺阻隔之中风，主在通经，而三化汤用于外无六经之形，而内有便溺阻隔之中风，重在通腑。

中风与肺痨、鼓胀、关格，并称"四大症"，是古代的难治病。古代医家对于中风积累了非常丰富的医疗经验，值得挖掘借鉴，很多奇特的经验是否有效，若未经广泛临床验证始终是个谜。龟尿点舌即此类经验。此案服三化汤3剂后，语言仍难出，用龟尿点其舌，语言渐渐改善。龟尿治中风失语，见于古代多种医籍，如刊刻于康熙三十四年（1695年）的新安医家胡其重的《急救危症简便验方》，在其上卷"救中风中痰中气危急诸方"记载有："治中风不语，龟尿少许，点舌下即能言，神效"，并记录了龟尿的获取方法："置龟于荷叶上，以猪发鼻内戳之，立出。"

内科疾病

笔记

116

肝气凝结，而致寒疝

常少[1]张炳堂同乡，甲寅[2]得疝病，肾囊重坠[3]，膀胱时作痛楚。适入值圆明园，出城门，路砌以石，长数十里，行者车倾侧[4]，车中人四肢竭力支持，多以为苦。炳翁一往返，疝痛甚，肾囊欲肿。延医视之，仓卒不暇细诘病状。因曰：肾囊肿多是湿热下陷，利水清火痛自除。炳翁于岐黄素愦愦[5]，急服其药，痛增甚，腰胁不可屈伸。乃命余视，诊其脉象沉迟，季肋丸丸[6]，直上直下。乃曰，此寒疝也，病由肝气凝结，胁下如柱，非温血养胁不可，利水清火，不增甚何为。乃为合茴香丸一料送之，服未一两而痛减。适有盛京[7]视学之命，炳翁即束装[8]出关。冬季来函，则曰，药已服完，疝不再发，余犹以温养告之云。

[1] 常少：即太常寺少卿，清朝为掌宗庙礼仪之正四品官，级别介于现代的厅级与副部级之间。

[2] 甲寅：1854年，即咸丰四年。

[3] 肾囊：即阴囊。

[4] 倾侧：倒向一侧，倾斜。

[5] 愦愦：昏庸，糊涂。

[6] 丸丸：高大挺直貌，《诗经·殷武》："陟彼景山，松柏丸丸。"季肋丸丸，指因疝痛而致季肋部肌肉拘挛。

[7] 盛京：现辽宁沈阳市，1634年清太宗皇太极尊沈阳为"盛京"，1644年清朝迁都北京后，沈阳为留都。

[8] 束装：指收拾行装。

笔记

　　病者主因肾囊重坠，疼痛牵引及膀胱来诊。病属疝痛，诊断明确。服用利水清火药物疼痛加重，故知其非湿热下陷证。切诊脉象沉迟，《濒湖脉学》说："沉潜水蓄阴经病，数热迟寒滑有痰"，脉象沉迟提示是阴经寒凝之证，复切诊腹部肌肉，痉挛紧张，证属肝气凝滞所致寒疝。处以茴香丸温血养胁，服用数日即痛减。

心系疾病

水停不寐

不寐之病，厥有数端：食积则消导；水停则逐水；阴燥则安阴；脾虚则补脾；阳盛则敛阳。实证多而虚证少，治之极当分别。

余读书于城东之三道河[1]，有友人李君香泉年四十许，未博一衿[2]。素嗜茶，自早至晚，约饮茶数十碗。见炉鼎热沸，则喜形于色。久之面乏血色，食量减少。每至秋初，则彻夜不寐，天明益渴。一日由家至塾，携丸药来，朝夕服之。又常蓄熟枣仁一囊，不时咀嚼。余问何故？则谓医家云，枣仁能安神，苦不寐，故常嚼之。问服何药？则因不寐请医士习天主教者，名王凝泰，令服人参归脾丸，谓是读书劳心，心血亏损所致。余曰，药效否？香泉曰，并不见

[1] 三道河：现介休市宋古乡三道河村。

[2] 未博一衿：封建科举时代通称秀才为"青衿"，简称衿，这里是指没有中秀才。

效，然尚无害。余请一诊，则脉多弦急。告香泉曰，此水停不寐，非血虚不寐也。就枕则心头颤动，胸胁闷胀，小便不利，时时发渴，乃有余证，宜逐水则寐自安。若以归脾丸补之，久而水气上蒸，恐增头昏呕吐，年老恐成水肿。香泉曰，是是。急请一治。余以茯苓导水汤付之。二更许，小便五六次，启衾而卧，则沉沉作梦语曰，好爽快。须臾转侧至明始觉，则遗尿满席，被襆如泥，而饮自此少，食自此进。命常服六君丸以健脾胃。香泉逢人说项[1]焉。

[1] 说项：唐人项斯，受知于杨敬之，敬之赠诗有"到处逢人说项斯"语，后人遂把到处给人说好话叫做"说项"。

【临床思维】

这是一则从水饮论治失眠的精彩病案。诊治要点有三：其一，脉弦急，非心脾两虚之证；其二，就枕则心头颤动，即平卧时心率增快，为饮邪上冲之表现；其三，嗜茶，日饮茶水数十碗。用茯苓导水汤治之而愈。除失眠之治疗外，还可学到其他关于水饮病之知识，水饮停于内，故胸胁胀满，小便不利，不能被蒸腾气化，奉养周身，故时时发渴。水饮停聚不去，脾胃受其累，故食量减少，日久而气血亏。水饮停着时间日久，上冲之势更急，则出现头昏呕吐，年老肾阳不足，水邪外溢则成水肿。

内科疾病

思虑伤脾，痰扰心包

备三[1]之夫人，工诗善画，刺绣尤冠一时，人亦风流自喜[2]，词辩滔滔。余在备三处闲谈，诸寅[3]作斗叶之戏[4]，余不喜此事，作壁上观[5]。晚餐甫设，有媪自内出，启备三曰，太太不知何故，忽患心烦发呕，坐卧不安，闻王大老善医，急请入视。余偕备三入，则二婢扶坐，粉汗淫淫，作捧心状。急诊其脉，脾部细弱，左寸滑数特甚。乃曰，夫人所患是脾虚停痰症也。盖由思虑伤脾，饮食不化，平日必有健忘惊悸之疾。此时痰涎绕心包络，故烦呕交作。须先清其痰，后理其脾。清痰须用莲子清心饮，理脾须用人参归脾丸。病以渐来，亦以渐去，旦夕难全愈也。乃先以清心饮投

[1] 备三：陕西泾阳县令周备三，王堉曾为其岳母及内嫂治病，见"胃热与脾寒"案。

[2] 风流自喜：古代用以形容魅力十足。

[3] 诸寅：同官称为同寅，诸寅即诸同官也。

[4] 斗叶之戏：即斗牌之戏，叶即纸牌也。

[5] 壁上观：古代称军垒曰壁，站在壁上看两军相斗，即作壁上观。

笔記

之，二日而烦呕止。再进归脾汤，十日
而四视之，病若失矣。

【临床思维】

　　主因突发"心烦发呕，坐卧不安"求诊。
望诊见汗出，以手捧心（剑突下胃区），诊
脉右关细弱，主脾胃不足，左寸滑数，乃主
痰在心包。由脉象确定其病位在脾与心包。
先用莲子清心饮止其烦呕以治标，再以人参
归脾丸治其本。

内科疾病

脾湿停痰，上扰心包

又司徒芝邻[1]方伯藩秦[2]时，体素肥。时各省提拔军饷[3]，员弁[4]充集会垣[5]，而库款支绌[6]，芝翁忧形于色。至夏，得痴呆病。坐卧不安，时而独言独语，时而浑身痒搔。又合眼则睡，睡则梦二鬼在前：一自缢者，索挂于项；一无首者，以手提头，发蓬蓬，血模糊。以是，不能独卧，不接属员[7]者十余日。延医治之，皆曰冤业[8]，恐不起。又易一医，则曰心血亏损，用天王补心丹，饮食顿减，及饬门者[9]请余，余入见，则曰：病至此，恐不能治，但请君决之，果何经受病，须详悉言之，勿隐护也。按其脉，则六部弦缓而滑，寸部浮取尤甚，知是痰证，乃启芝翁曰，大人乃脾

[1] 司徒芝邻：即清朝官员司徒照，字于临，另字芝邻，广东开平人。1829 年中进士，被钦点为翰林院庶吉士。曾任刑部主事、山东盐运使、四川按察使、代理陕西布政使等职，1859 年病逝。

[2] 方伯藩秦：方伯，清代称布政使为方伯；藩秦即在陕西当布政使，布政使是管理民政和财政的官，相当于现在主管民政和财政的省长。

[3] 时各省提拔军饷：1857—1859年，清朝政府内忧外患，清廷要与捻军、太平军、英法联军同时作战，军饷钱粮之发放刻不容缓，故各省都在筹集军饷。

[4] 员弁：低级文武官员。

[5] 会垣：省城，即陕西省府西安。

[6] 支绌：金钱不够分配。

[7] 不接属员：接，接见，接待；属员：下属官吏。

[8] 冤业：佛家称恶因为业；冤业，即冤鬼作祟的意思。

[9] 及饬门者：及，待，等到；饬，音chì，古同"敕"，告诫，命令；门者：专管看门及传达的人。

[1] 卑职：旧时下级官吏面对上司时的自谦之称。

[2] 便饭：接待客人，未做准备的普通膳食。

[3] 扶杖：拄杖而行。

[4] 周旋：原指与敌拖延时间，引申为交际应酬。

[5] 讣：音fù，报告丧事的书信或公告叫讣。

[6] 官钱案：官府的钱粮案件。据张集馨《道咸宦海浮沉录》记载，晚清官场陋规，常有挪用府库粮钱以做招待费用或中饱私囊，所欠款项再由后续继任官员逐年补还官库。

内科疾病

湿停痰，又加以劳倦伤脾，心火浮动，以致痰涎绕心包络，故时迷时悟，平时必喜唾痰，唾则胸腹宽舒。此时痰涎停结，必不能唾。且时而发烦，时而动躁，时而口渴，时而心颤并手足，时而二便不利，皆痰为之。芝翁曰：二鬼何物？余曰：二鬼亦神魂烦乱所致，其实无之，大人不必多虑。病虽多端，卑职[1]保能愈也。芝翁喜，问服何药？余曰：大人病非汤药可疗，须先以矾郁丸吐之，次以控涎丹通之，再多服去痰健脾诸药则无虑矣。芝翁急索矾郁丸，余以此药市中多无，乃制而送之。服数粒，则刻许而吐痰絮胶粘，色兼青黑，自谓心境顿开，欲再服，余曰：痰已吐，再服恐伤胃气。继以控涎丹投之。两日后，设便饭[2]邀余，扶杖[3]告余曰，两夜二鬼不见，神气亦清，君之高名实所佩服，敢问不治成何症？余曰，若不治，不癫则痫，甚则成痰厥。其幕友皆来周旋[4]，饭后而归。不数日，余以内艰、闻讣[5]回籍辞丧。至八月，芝翁以官钱案[6]发，奉旨革职。案定，其阍人黄五绞死，就刑之际，芝翁闻之，痰厥而殁于馆。后小梅来书，犹道芝翁之死如君言焉。

【临床思维】

起病因为焦虑，症状怪异多端，对应现在是神经症，怪病多从痰治。诊其脉，亦提示痰证。寸部脉尤其明显，其在上者因而越之，故用郁矾丸吐之。现在对于吐法应用越来越少，是中医一大损失。吐完之后不宜再吐，而以控涎丹泻其痰饮，亦是逐饮之法，最终调其脾胃杜绝生痰之源，然未说明所用何方了。本案对于治疗抑郁症、焦虑症等精神疾病有很好的借鉴价值。

脾系疾病

[1] 祁寿阳: 即清朝大臣祁隽藻（1793—1866年），官至左都御史，兵、户、工、礼诸部尚书，军机大臣，体仁阁大学士，太子太保，其祖籍为山西寿阳，故称之"祈寿阳"。

[2] 相国: 因祁隽藻曾任体仁阁大学士，其职位相当于古代之宰相，故称之为"相国"。

[3] 予告京居: 即告老退休，住在京城。

[4] 谢不敏: 谦词称自己没有才智而谢绝的客套语。

脾湿痰晕

祁寿阳[1]相国[2]，予告京居[3]，素有头晕疾，每发则呕逆旋转欲跌。延医数辈，皆以为虚，参芪之类，久不离口，而病终不去。见天阴则转甚。一日雨后无事，邀余闲谈，并求一诊，见其左寸独虚，右三部俱滑而缓，并见弦象。乃曰: 老师劳心过度，脾湿停痰，且时泻时止，身体重困，非燥湿祛痰不可，而古人云治痰不理脾胃，非其治也，非健脾不可。脾健则痰消，痰消则晕止，相因之势也。乃进以香砂六君子加益智、泽泻之类。五服而晕全除矣。继相国邀晚餐，席间告同乡云，头晕属痰，此语未经人道，润园为此语，吾始不信，服其药，竟去宿恙，非深明脉理，何能见及于此。余谢不敏[4]。

　　祈寿阳素有慢性头晕，时有急性发作。急性发作时呕吐、天地旋转、欲跌倒。从其症状看，类似于西医学的梅尼埃病。天阴则转甚，说明是阴湿之邪，左寸对应心，左寸独虚可知劳心过度。滑主痰，缓主虚，由此推知身体困重，时泻时止。用香砂六君子汤加益智、泽泻类，5剂晕止。《金匮要略·痰饮咳嗽病脉证并治》有泽泻汤，专治此症，方中泽泻当师仲景之意。

胃热与脾寒

内科疾病

[1] 泾阳令：即泾阳县令。泾阳，现陕西咸阳之泾阳县。

[2] 内嫂：妻子的嫂子。

[3] 孀居：独居的寡妇。

[4] 泰水：妻母的别称。

泾阳令[1]周备三之岳母，并其内嫂[2]，两代孀居[3]，食息仰给于周。一日谳局公退，备三邀余曰，舍亲病甚，乞往视之。余随至其家，问何病？备三曰，家岳浑身发热，烦渴汗出，胸满便闭，腹中增痛。内嫂患肚腹闷胀，有时而痛，不热不渴，四肢无力，精神困倦，饮食不思。余两诊其脉，其岳母则沉而数，右关坚大，其内嫂则六部迟缓，右关尤甚。乃告之曰，二症老少悬殊，老者胃热；少者脾寒。热者宜下；寒者宜温。遂令其岳母服调胃承气汤，其内嫂服桂附理中汤。备三曰，下则用芒硝大黄，补则用肉桂附子，二症虽殊，不该迳庭若此，少缓之何如？余曰，泰水[4]病若实火内攻，缓之恐发狂疾。内嫂脾上弱极，缓之必成泄泻。急救之尚恐不及，况敢犹预。备三曰，唯唯，余辞而出。过数日，问两病何如？备三曰，二病俱有小效，然未全愈。余骇曰，服硝黄而不下，服桂附而不振，难道热者怀铁石？寒者成痨瘵耶？备三笑曰，前日之方，实恐太峻，君去后承气汤去硝黄，理中汤去附子。谚云："当迟不当错，非药不效也。"余曰，令亲何拘之深，药病相投，如机缄之对发[1]，过则为害少则不及，此间分隙不容毫发，何得私意抽添。请照方服之，错则我当之，必无害也，备三乃以原方进。次日其岳母下燥粪，火退而身清矣。其内嫂腹痛递减，饮食少思。又延余往视，余曰，令岳母病已去，不必服药，唯令调摄保无虞。令内嫂则此药非十数剂不可，且须常服温中理脾诸药，方无反复，非旦夕可望也，余辞去。一月后，以宫绢酒点[2]八物来谢，余与备三为莫逆，乃封还之。

[1] 机缄之对发：机主发动，缄主封闭；机缄对发，言动静之适宜也。

[2] 宫绢酒点：宫绢，宫廷用丝织物；酒点：酒及糕饼一类的食物。

　　这则医案对比论述了2个迥异的病症。两人共同生活，饮食起居基本一致，竟寒热之别如此明显，老者竟然为胃肠实热，年轻者反而脾胃虚寒，可见每人体质差异之大。临证之际切不可以年龄老幼论病之虚实。两者之治疗疗程又不相同，实热者1剂即愈，虚寒者需调补匝月，邪实易去而正虚难补，足可为不慎食养肆意耗散正气者之诫。

内科疾病

笔记

实证似虚

同乡张七兄名守秩，其夫人患痢疾，屡治不效。托其戚梁某转邀余视之，则年五十余，人甚枯瘦。诊其脉，浮数特甚。问发热否？曰，热甚。问，渴否？曰，渴甚。余曰，若然，则腹必胀痛也。曰，然。乃告张曰，外似虚，却是实证，非下之不可。张不然其说，曰，体素虚，况痢则愈虚，再下之恐不相宜，万一病不可补，微利之可乎？余告以利之无益，若再迟数日，恐内蕴攻胃，成噤口[1]也。张不得已，嘱余开方。余以大承气汤进。归经数日，又请往视，余曰，此病当大效，何迟迟至是。问来人，则前方恐过峻，减去芒硝故也。乃告其来人曰：归语张某，不服芒

[1] 噤口：指痢疾患者不能进饮食的状态，《医宗金鉴·杂病心法要诀·痢疾总括》："噤口饮食俱不纳"。

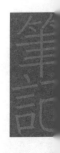

硝，勿望余治也。来人归以实告，张勉强加芒硝服之，越半时腹中如坠，暴下如血块数次，病者气乏而卧，痢亦止矣。越日遣人又问，告曰：病已去，不必再下，但病实伤阴，以芍药汤和之，数剂则无误矣。归遂服芍药汤，半月而安。中秋备物作谢，言之始知其详。

【临床思维】

痢疾本是实邪为患，日久不愈，则消耗气血，故见形体枯瘦。此时，应据具体情况施治。若日久邪气已衰减，则不当用祛邪，若邪气仍在，则当祛之。从常法来讲，即使痢疾实邪仍在，而在日久虚衰之体，也是虚实夹杂为患，治当补泻兼施。王堉并未用常理指导用药，而是仔细辨证，凭证据用药，选用大承气汤，且是原汁原味的大承气汤，不能减一味药，临证常犯的错误是把常理误当作了辨证分析（即想当然），如此必然脱离了实际情况，难以取得佳效。

笔记

久痢致虚，阴阳将绝

燕之表兄，遗其名，商于湖北。在楚得痢疾，芩连芍药之类，不啻[1]数十服，痢少止，而困惫已甚。束装归里，至来春犹时时下血，四月燕偕来求余治。见其面白如石灰，气息增喘，坐移时而后语，一语数绝。睹此情形，殊增观望[2]。哀之切，乃诊之。六脉微弱之极，而时有数象。问其病由，乃曰，此虽痢症，而沉绵经年，尚作痢治，医中无此理也。君气质本虚，加以寒凉大伤脾胃，阴阳将绝，此时下红，非痢疾，乃脾气不能统摄，非大滋补不可。乃命服地黄汤，加归、芍、肉桂四服后，精神颇健，饮食少进。再来求诊，脉稍起，又告曰，此本宜服圣愈汤，养荣丸

[1] 不啻：不止，不仅。

[2] 观望：怀着犹豫的心情观看事物的发展变化。

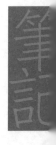

133

之类，所以先服地黄汤者，阴分尚有小热，今血热既清，可峻补矣。乃进以大剂圣愈汤命十服后，接服人参养荣丸，其人谨遵之。一月后，衣冠酒肉而谢，精神顿作，议论风生矣。

【临床思维】

此案应与上一则医案对比学习，此案患者痢疾已将近1年，上一例未明言病程，但应当比此案病程短。此患者主症是时时下血，望诊面白如石灰，《金匮要略·血痹虚劳病脉证并治》："男子面色薄者，主渴及亡血"。闻诊气息增喘，坐下歇很久才能谈话，一句话要分几次才能说完。切诊六脉非常微弱，夹有数象。从脉之数象考虑阴分有热，所以先用了地黄汤加归、芍、肉桂，是参考了芍药汤之义，调和肠道之气血。

王堉分析病情提到"加以寒凉大伤脾胃，阴阳将绝，此时下红，非痢疾，乃脾气不能统摄"，其治疗应该以补脾胃为主，但因脉小数考虑阴分有热，先予地黄汤。人皆知地黄汤是补肾之剂，而方中有茯苓、山药、泽泻3味甘淡之品，故补脾调胃亦有殊功。笔者曾在家乡诊治一位嘈杂反酸患者，舌质嫩舌尖红，舌苔满布白腻微黄苔，寒热错杂非常典型，予半夏泻心汤数剂却疗效平平。笔者隔半年后再返乡，询之胃病已大愈，遂探问之诊治经过。云某民间医诊脉云肾虚，服其方数剂即大效，现仍余3剂药待服，至其家中视之，竟是六味地黄汤。

内科疾病

脾虚失运，大便不通

薛鹤亭侍御[1]名鸣皋，陵川人[2]，古道照人[3]。在吏部[4]时掌选事[5]，胥吏[6]不敢欺以隐[7]。后作御使，数条奏忤[8]上旨，而公正无阿，识者服焉。甲寅[9]夏，其夫人患大便不通，医士或以为实热，投承气汤不效；或以为肠燥，投火麻仁亦不效；或以为食滞，投平胃散，通而旋塞。延余治之。诊其六脉微弱，右关尤甚，右尺脉细如丝。乃曰：此脾虚不能转运故也。遂立四君平胃汤，重用潞参至一两。鹤翁曰：病苦不通，塞之不转剧乎？余曰：君不识此。《内经》云："塞因塞用"。盖人大小二便，全凭中气转运，中气不摄，则泄泻；中气太虚，则不能下送。夫人之病，非不欲

[1] 侍御：唐代称殿中侍御史、监察御史为侍御，后世因沿袭此称。

[2] 陵川：陵川位于山西东南部，太行山南端最高地带，现隶属于山西晋城市。

[3] 古道照人：具备古代所崇尚的节操风义。

[4] 吏部：中国古代官署之一。掌管天下文官的任免、考课、升降、勋封、调动等事务。

[5] 选事：考选举士，铨选职官之事。

[6] 胥吏：旧时官府中办理文书的小官吏。

[7] 欺以隐：隐瞒欺骗。

[8] 忤：违逆，触犯。

[9] 甲寅：1854年，即咸丰四年。

笔记

不便，盖欲便而不下也。今以四君提其中气，平胃散调其胃气，再不通者，吾不复为此矣。晚即照方服之，次早即便数下，肚腹空虚，精神爽健，早餐已进三碗矣。午后来信云：贱内之病，已十去八九，何神若是！昨日之言，思之不得其解，愿暇时一请教也。次日即来拜谢。余曰：君未读医书，诚难细喻。譬如布囊盛物，非提其口，则物难下也。人之脾胃，何独不然。鹤翁曰：闻所未闻，今乃知大便不通之不无虚证也。遂与余为至交焉。

【临床思维】

本案在王埼诊治之前，已经他医"投石问路"，实热和肠燥已排除。用平胃散后有效，但疗效不持久。平胃散有厚朴、陈皮、苍术、甘草，理气祛寒湿为主，兼有轻微补脾胃的作用。王埼切诊六脉微弱，右关和右尺尤甚，主虚证。虚证之便秘应以补益之法治之，平胃散显然不适宜。王埼为何还用了平胃散而非专用补益药？因为用补法通便从理论上讲是合适的，但服药后不一定能马上看到效果。既然曾服平胃散有效，此次用之亦必然取效，此是临床取巧之法。且脾胃虚弱之人多因运化不及而出现水湿停聚，甚则出现白厚腻苔等严重的寒湿表现，这在慢性便秘患者中非常常见，平胃散是首选方。王埼对于此案便秘机理的形象比喻是医案的点睛之笔。

食为气滞，中脘不通

裕州牧[1]莲舫[2]兄之夫人，号杏云，灵石[3]漪泉翁女也。工书画，善音律，一切博奕棋酒，无所不通。适李时，莲舫尚诸生[4]，劝之读书，不数年得乡举[5]，后以誊录议叙牧裕州。杏云随之往，日行事件，多经其手。而莲舫多萎靡，且好狎邪游[6]，并取二妓。以防捻不力[7]失官，后虽开复[8]，而空坐省城，益不自释，日与夫人反目。辛酉秋，夫人不得已回介，家道式微，翁姑俱老，诸事赖之保全。余曾一次[9]，即为余画桃花春燕扇幅，至足感也。壬戌[10]夏，忽遣人邀余，问之，则杏云病矣。急随之往，则衣饰楚楚，诊其脉，则六部沉伏。余曰：此郁滞也，宜逍遥散。夫人亦知医，点头称是。二服而全。又隔月，余赴捕厅[11]之饮，先见晓圃，晓圃曰，兄

[1] 牧：官名，一州的长官。

[2] 莲舫：王堉曾为之诊病，见"酒肉内伤，感寒生痰"案。

[3] 灵石：即现在山西灵石县，位于山西省中部，距省会太原市150km，北临介休市。

[4] 尚诸生：尚，尚且；诸生，明清两代称已入学的生员。

[5] 乡举：参加乡试获举人。

[6] 狎邪游：嗜好不正当的游乐。

[7] 防捻不力：捻，捻军（1853—1868年），是一个活跃在长江以北皖北、苏、鲁、豫三省部分地区的反清农民武装势力，与太平天国同时期。

[8] 开复：清代指官吏被降革后恢复其原官或原衔。

[9] 余曾一次：原文疑有阙误。

[10] 壬戌：1862年，即同治元年。

[11] 捕厅：清代州县官署中的佐杂官，如吏目、典史等。因有缉捕之责，故称。

笔記

137

来正好，五嫂又病矣，何不一视。入而问之，杏云曰，以为感冒，但觉憎寒发热，肢体沉困，用柴胡四物汤，一服而腹作痛，昨夕犹缓，朝来无止时矣。时疫气流行，恐其为疫，故请大哥一视。诊之则余脉俱平，惟右关颇实而滞。告曰，此非外感，亦非瘟疫，仍是食为气滞，故中脘不通。不惟增痛，且多胀也。况胸间作闷，时时作嗳气，以藿香正气散疏之则无病矣。杏是之，称不谬。乃处一方。越二日，遇晓圃于酒市，问之，则曰二服全愈，家五嫂命致谢焉。

【临床思维】

　　本则医案分为2节，第一节用逍遥散治其郁滞，第二节用藿香正气散治其食滞症似外感。医案开篇用了大段文字，叙述患者的人生经历，因生活境遇会对一个人的身心产生巨大影响。《素问·疏五过论》尝有专论，先贫后富，先富后贫，形、志之苦乐等导致的病理变化。第一次诊治时，望诊见衣饰楚楚，提示其病情并未妨碍饮食起居，外感可以除外，严重的内伤病也可除外，结合切诊其六脉沉伏，诊为郁证，用逍遥散2剂好转。整个诊治过程中只使用了望诊、切诊。第二次诊治，是患者出现了憎寒发热，肢体沉困，自以为是感冒，服用了专治妇人外感的柴胡四物汤，药后又增腹痛不止。诊脉右关实而滞，其他部位诊脉未见异常，右关主中焦脾胃。所以断为食为气滞，中脘不通，用藿香正气散疏之而愈。第二次发病的诊治过程，有两点值得探讨：其一，食为气滞为何出现了外感的表现？其二，食为气滞，为什么不用疏肝理气及消食的药物？

内科疾病

过饮致泻，误用提补

大同[1]同年姜验熊，入京赴京兆试[2]，与余同寓三忠祠，文酒谈宴甚相得也。秋初阴雨经旬，兼北人不耐潮湿，一日友人招饮，归来渴甚，饮水过当，越日而泻，日经数十次，颇觉困惫。乃自市补中益气汤[3]提补之。次早，则头晕呕逆，腹痛身热，午后高卧不起。余叩其门，乃曰：今日病甚。余曰：夏月得泻疾，可去腹中糟粕，何必过计。姜乃以所服之药告。余曰：君何贸贸[4]若此。姜曰：曾忆家君得泻疾，服此甚效，兹则增剧，实所不解。余曰：尊大人必年老气虚，中气不摄，日久滑泻，故以补中益气提之无不效者。君饮水过度，清浊不分，小便不通，水皆从大便而出，

[1] 大同：即山西大同市。

[2] 京兆试：又称顺天府试，即京师举办的乡试，参加考试者主要为直隶省籍考生，京兆试录取人数明显高于其他省份的乡试，姜验熊属于山西籍而参加京兆试者。

[3] 自市补中益气汤：旧时药店有出售成方的业务，可不经医生诊治直接按方取药。

[4] 贸贸：昏庸糊涂。

急宜疏利，乃反提之，若大便再不通，则腹鼓身肿，成大症矣。遂遣仆买胃苓丸二两，令以姜水送之。次日而小便通，又次日而水泻止矣。

【临床思维】

此案因饮食不节而起病，即便不治疗，也可自愈，即仲景所说脾家实，腐秽当去故也。可惜误用补中益气汤使邪气骤敛，继而上冲，出现头晕呕逆，腹热身痛。治疗之法，在给邪气出路。胃苓丸最宜于水湿泄泻，陈修园《医学三字经》云："湿气胜，五泻成，胃苓散，厥功宏。"

　　邻人杨本檀之岳母，贫不能自存，衣食悉仰给其婿，而杨亦失业家居，日用颇窘，面目相觑，日抱忧郁，以爱女故，遂增咳喘，肚腹胀满，饮食不思，杨不忍坐视，邀余治之。至则面目黄瘦，气息仅属。告余曰，不食数日，喉中如有物塞者，咽之不下，唾之不出，他人以为时气，请一决之。诊之则六脉沉弱，两尺如丝。告曰，此大虚证也，须大剂峻补之方可，且药必得数十付，再能节思忍气，可保万全。若喉中之物，即所谓梅核气，并非时气，药不三服可去之。杨曰，但使喉中通利，饮食能进，其余缓缓保养。至精神大虚，用药调补，弟近况实艰，药资无从出也。余曰：亦是，乃开四七汤加橘皮、香附以疏之，药入口至夜觉喉中之物如坠于腹者，呼吸通利，药两进则思食，而精神作矣。杨疾告余曰：家岳病似全愈。余曰：不然，四七汤只能疏通道路，与其本病毫无干涉。盖病日久，故觉爽快，若再迟数日，恐饮食仍不进也。且脉象甚不佳，不如听之，徒费银钱无益也。杨然之。

筆記

　　本案情志不遂只是起病之诱因，饮食缺乏和劳心劳形所致的虚损才是病之根本。望诊见面目黄瘦是慢性病和营养不良的容貌，绝非一般情志不遂所致。切诊脉沉弱，两尺尤甚，也提示大虚之证。正确的治疗是大剂补虚。在此大虚之证，而用四七汤加橘皮、香附理气之品，从医理上讲，只会更加耗伤正气。但医疗从来都是社会行为，而非学术行为，病家贫寒，无力支付药费，只能用此一法，既成全了家属，又可暂缓患者之疾苦。

脾胃积滞，误用桂附

定襄[1]西厅[2]程裕堂，都中人[3]，春初到任，而定缺苦甚[4]，岁入不足二百金，而定俗[5]尤鄙陋不堪，一切起居日用多不遂意。又以老母在京，迎养则不给，不迎又不可，忧思抑郁，手生一疗，延本处牛医治之，牛屡施针灸，半月而后愈。然程素有积滞，兼日来忧郁，遂胸膈胀满，饮食不思，精神馁惰，面目瘦削，牛以为病后大虚，用桂附补之，二服而满益甚。知余在县署，急衣冠来拜，幼安[6]问其病，即指余告之曰，润翁[7]医道如神，山陕诸相好，无不服者，宜请治之。余诊其脉，六部沉数，右关坚欲搏指。笑曰，君腹中如塞井而下之石，积滞无隙，宜乎饮食之减

[1] 定襄：即现在山西忻州定襄县，位于山西中北部。

[2] 厅：清代在府下设厅，与州、县同为地方基层行政机构。其长官为同知或通判。有直隶厅与散厅之别。

[3] 都中人：京都京城人。

[4] 定缺苦甚：苦缺与优缺相对应，优缺指可以获得更多陋规（灰色收入）的职务，苦缺则反之。

[5] 俗：地方流行的生活习惯。

[6] 幼安：应是人名。

[7] 润翁：作者王堉号润园，润翁即对王堉的敬称。

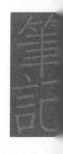

少也。此有余之症，急下之，则舒畅。误认为虚，则相悖矣。程曰：精神馁困，肌肉消瘦，非虚而何？余曰，俗医但知书上病，不如身上病，焉有是处。精神不足者，气血不流通之故；肌肉消瘦，饮食不生发之故也。盖脾胃为容受转输之官，积则无所容受，滞则不能转输，胃气一停，百脉皆败，无怪其然也。程请一方，以对金饮合保和汤合进之。两服而胸腹作声，洞下秽物数次，顷刻间，饥不可忍，神气亦清。晚笼灯[1]而来，伏地作叩曰：此方真灵丹妙药，前尚未深信，今乃知俗医之多误也。余曰，人腹中如常平仓[2]，最须年年出陈易新方好，但旧积既去，胃气尚弱，新物入口，停滞尤易，须节俭也。程首颔之。即折柬[3]相邀[4]，余怜其苦力辞之。越日余束装归里，程乃饬差[5]送数里外。时雨后多泥，凡难行处，即转轮负毂[6]，余遣之去，则曰，家主之命不敢违。过十里而后返。

[1] 笼灯：即灯笼，此处用作动词，打着灯笼。

[2] 常平仓：古代为调节米价而设置的一种仓廪。汉宣帝时耿寿昌首先倡建，以谷贱时用较高价籴入，谷贵时减价粜出，平衡米价而名。

[3] 柬：书札、名刺之类。

[4] 邀：邀请。

[5] 饬差：排遣手下差人。

[6] 转轮负毂：毂，音gǔ；转轮负毂指在车轮陷入泥泞无法前行时，帮忙转动车轮或抬起车轴，以走出泥泞之陷。

内科疾病

笔记

因"胸膈胀满，饮食不思"就诊，望诊见精神馁困，肌肉消瘦，是气血不能荣养的表现，前医因此用桂附误补之。服药后胸膈胀满更加严重，提示此病非虚。切诊六脉沉数，而右关尤其有力搏指，断为实证。用对金饮子合保和汤治之而愈。治疗胃肠道实证之方药很多，而所用各不相同，以大黄、芒硝为主药的承气汤类，宜用于热邪与燥屎互结，多见于外感病中；以神曲、麦芽、山楂、莱菔子为主药的消食导滞类方，适宜于饮食积滞在胃，内伤病与外感病中皆可见之；以半夏、陈皮、苏子为主药的涤痰类方，适宜于顽痰积在胃肠；以沉香、木香、槟榔为主的理气方，适宜于气滞在胃；以甘遂、黑白丑为主的逐饮类方，适宜于饮邪积在胃肠。各证可单独为患，亦可夹杂为患，临证使用宜仔细鉴别。药病相符，即使无泻下之品，也会作泻以排积滞；若药病不符，即使用硝黄，亦可不通。

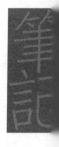

[1] 武进士：明清时武举殿试及第者之称。

[2] 都司：都指挥使司，掌管一方军政的官职。

[3] 参将：武官名，在清朝职位次于副将，为提督及巡抚等统理营务。

[4] 缺甚瘠：在好地方做官能发财叫肥缺，在贫苦地方做官，无财可发叫瘠缺。

[5] 告而归里：请求辞职还乡。

[6] 北元：清代顺天府乡试的试场叫北闱，北闱的第一名叫北元。

[7] 户郎：户部的官员，管理财政，因管理财务，故官钱铺案发受到牵连。

[8] 未售：没有卖出去。喻士人求官不得或应试未中，没能换得施展自己才能的机会。

[9] 契：相合，相投。

[10] 林下：幽僻之境，引申指退隐或退隐之处。

李赓堂先生以武进士[1]为温州都司[2]，后升江西参将[3]，缺甚瘠[4]，告而归里[5]。其长子号东樵，以北元[6]作户郎[7]，次子号莲峰，屡荐未售[8]，博极群书，在里中与余往来甚契[9]，赓堂先生虽林下[10]，而性情伉爽，排难解纷，里党中多赖之，庚申春，东樵以都中官钱铺案发，下刑部狱，越年许，案未结，赓翁在家忧之。辛酉夏，忽患胸膈满闷，饮食不进，遂致手足肿胀。延医视之，疑为水肿，用利水药不效。继更一医以为虚，用肾气丸仍不效，而肿益甚。适余以其族人丧葬遇莲峰，即请余治。诊其六脉坚实，右关硬欲搏指。乃告曰，此饮食伤胃，有余病也。平日多食厚味，积滞胃中，胃主四肢，胃气和，则四肢安；胃气滞，则四肢胀。必至之势也。况胃气既滞，杯勺茶汤[1]皆能停积，虽见小便不利，其实非水能泛滥发为水肿，徒利水，必不效。且此病由湿热内蕴，再用熟地以涩之，附子以塞之，不增胀何待乎！惟年老阳虚，脾胃素弱，治无速效，但欲消肿，则易易耳。用渗湿汤加枳实、木通、牛膝消导之。莲峰似嫌其峻，余曰：此急则治标之法，但令胃气通，则积自消，肿自愈，不必专治小便，小便必无不利。后再用健脾养胃药治之，须三五月乃成功也。乃服之，一剂而肿皱，三服而十去其六。莲峰来书云：不意君久持文誉[2]，出其余技[3]，竟使顿失沉疴。昔人云：事亲者不可不知医，弟真赧颜[4]无地矣。明日更烦一视，敬当执帚一待。余往视之，脉稍和，而右关如故。告曰，胃气已行，尚未通也。问小便利否？曰，未利，乃加葶苈、二丑疏之，即小便十余碗，肚腹宽舒，饮食亦进。继以资生健脾丸方，汤服之。告曰：必厌汤药，服丸可也。莲

[1] 杯勺茶汤：一杯茶一勺汤。

[2] 文誉：工于为文的声誉。

[3] 余技：指业余的技能。

[4] 赧颜：脸红。

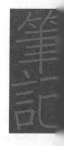

147

[1] 秋试：科举时代地方（唐宋为州府，明清为省）为选拔举人所进行的考试。因于秋季举行，故称。

[2] 省：此处指山西太原府。

[3] 羸瘠不堪：十分瘦弱。

[4] 闱：科举时代的考场。

峰以秋试[1]在即，欲赴省[2]，恐再发肿。

余曰：但令勿服附子、东参、熟地之类，渐而培养之，必无恐，惟老人气虚，多需时日耳。莲峰见无碍，遂束装赴试。赓翁之长女亦知医识字，又有旧仆亦业医，莲峰走后见其羸瘠不堪[3]，力劝其服熟地、麦冬并燕窝、东参等，大补气血；又见其能食，以鸡鸭鱼肉日日调养之。未半月，肿虽不作，而胸腹仍滞，小便仍不利矣。

莲峰出闱[4]而归，又邀余视，则两尺如丝，左关有促象，知非吉象，以六君子丸敷衍之，遂辞而不治焉。

【临床思维】

病者主因"胸膈满闷，饮食不进，遂致手足肿胀"就诊。由后面服药后之反应可知，尚有小便不利，肚腹胀满症状。脉象沉实，右关硬而搏指，且服药全身症状改善时，右关仍未见明显改善。从种种迹象推测，这是慢性器质性疾病逐渐进展出现的急性症状。而最可能的疾病是肝硬化。先用利水药不效，是因未从水肿之成因入手；用肾气丸不效，是犯了实实之戒。渗湿汤由甘草、干姜、茯苓、苍白术、丁香、橘红组成，调胃之滞气，再加枳实、木通、牛膝导水气下行。服药2剂，胃气通行而水肿减，唯小便仍不利，这时才加利小便之品。急性症状解除后，用资生丸平调脾胃，再加饮食慎养。足资今日治疗慢性肝病之借鉴。

内科疾病

笔记

肝气不舒，郁而生火

里人张兄清之妹，归宁数日，忽患胸满饮食不进，兼发呕作嗽，其母疑为胎。邀余治之。诊其六脉平，左关带滑象。因告之曰，病乃肝气不舒，郁而生火，且肝冲犯胃土，食必不思，乃以逍遥散加丹皮、山栀清之，二服而瘥。

【临床思维】

本案简短明了，治病重点在于鉴别其是早孕表现，还是疾病。古代无测孕之法，若有疑问只能求助于医生，那时候的医生不敢不精究脉诊。现在对于早孕有多种判断方法，脉诊已退居其次。

饱食冷饮，凝结不通

[1] 庖人：厨师。

[2] 枵饿：枵，音xiāo，空虚。王堉意在突出奔走劳累严重饥饿状态。

[3] 匍匐：谓倒仆伏地。

[4] 度：回。

[5] 兴：起，指取水劳动。

[6] 饮恨力疾：抱恨含冤，勉强支撑病体。

[7] 忍：狠心，残忍。

[8] 如命：谓依照命令、指示行事。

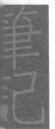

余在京用庖人[1]某，忘其名，拙艺粗才，百无一长，以奔走枵饿[2]之腹，骤得饱餐，啖饮兼数人之量。又常饮凉水，众止之，曰：余惯此，不吃茶也。一日忽患腹痛，少食辄吐，大便闭，汗出如雨，呼号辗转，众以为急症。余曰：此饱食伤胃，兼冷水凝结，大便通，则愈矣，故置不问。晚餐后，匍匐求余[3]，挥涕不止，乃难之曰，疾由自取，余何能为，必欲余治尔病，先取十桶水，置两缸倾倒之，必足三十度[4]，然后可。庖人曰：小人病莫能兴[5]，十桶水何由致！余曰：不能则勿望余治也。不得已，饮恨力疾而起[6]。同人以余为太忍[7]。庖人乃取水如命[8]倾倒之，未至二十度，腹中漉漉鸣，汗津欲滴，急如厕，洞下之，软不能起。同人扶之床，坦然睡去。二刻许稍醒，则腹虚体轻，求饮食矣。余入厨问曰：腹尚痛否；曰不痛矣。尚作呕否；曰不呕矣。乃曰：尔之病，我已治之愈，比汤药针灸何如？取水之苦，可不怪我矣。庖人惭惧叩头。又告之曰，后须少食，不然将复痛，庖人敬诺。

同寓者请其故，余曰：余命取水倾倒，则俯仰屈伸，脾胃自开，焉有不愈者。众乃服。或曰，何不用药？余曰，用平胃散合承气汤，未尝不可，但药可通其肠胃，不如令其运动，皮骨具开，较药更速也。

【临床思维】

主因"腹痛便闭，饮食则吐，汗出如雨"来诊。王堉因和患者朝夕相处，对其生活习性非常了解。故可不通过四诊便知其为饮食自倍，过饮寒凉，致胃肠凝结不通。王堉认为此证可用平胃散合承气汤，一面散其寒饮，一面通其积滞。笔者认为，此患者最佳处方应是取巴豆剂以下寒实，如仲景之三物备急丸、走马汤。此案的学术性和创新性在于，未用药物通其胃肠，而是用运动之法宣散气血，恢复脾胃升降之职。运动方式是取水10桶倾倒入大水缸中，共重复30遍。选择这个运动方式，是取其俯仰屈伸以调畅三焦，故在第20遍时，胃肠蠕动明显增强，将水食积滞洞泻而尽。

笔記

食积胸满

[1] 继室：原配死后续娶的妻子。

[2] 再醮：再嫁。

[3] 间言：离间的话，指琐碎的闲话。

[4] 里党：邻里，乡党。

间壁郝源林之继室[1]，虽再醮[2]而抚子孙如己出，内外无间言[3]，里党[4]咸重之。秋初忽得不食症，精神馁败，胸膈满闷。且年过五旬，素多辛苦，以子廷楷来求余治。视之，则气乏面枯。问头疼发热否？曰否。诊之，右关独大，余俱平平，知为食积。告曰，病极易治，药须三服必全愈。病者摆手曰：余素不能吃药，吃药则吐，余笑曰，既不服药，此病又非针可除，难道医者只眼一看而病去也？请易以丸何如？病者有难色。其子曰，请一试之，万一丸药亦吐，则听之矣。病者应允，乃令服保和丸，不一两当愈。其子为入城买保和丸，劝服之才三四钱许，则膈间作声，

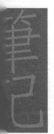

晚则洞下数次，越日而起，精神作，且思食也。后遇其子于途，称神者再再。

老年人，出现食欲变差，精神不振，应注意是否有外感，因老年人正气虚弱，外感症状往往不典型。王堉在诊治时，首先问是否有头疼发热症状，即为了鉴别是否为外感。望诊气乏面枯，是气虚象，切诊右关独大提示胃有积滞，胸膈满闷症状也与胃有积滞吻合，虚象是其常年疲劳使然，与此次发病无必然关系。故治法只针对其胃中积滞，用保和丸，服1次即好转。服药后表现为胃肠蠕动增强，大便次数增多。笔者家乡一带，对于食积的普及率非常高，凡有胸膈满闷、不思饮食，都会首先考虑饮食积滞，自行服用消食药物，峻猛的药物如四消丸、七珍丹非常流行。很多时候，用此可以取得佳效，但也是有误治者。如对于胸痹病之腹部胀满（枳实薤白桂枝汤或人参汤证），误以为食积，误服消食导滞耗气后症状会陡然加剧。

笔記

153

食积腹痛

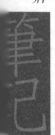
[1] 莜面条：莜麦做成的莜面条，山西北部的主食之一，此面富含膳食纤维，不易消化吸收。

[2] 入瓜田：去瓜田劳作。

[3] 如石塞窦：如同一个容积有限的洞里塞满了石头。

[4] 扶掖：搀扶。

[5] 负耒而耕：背负农具从事农耕。

黑六，里中人，遗其名。一日腹痛欲绝，强步至门，跪求余治。余曰：何忽得此疾？泣诉曰，昨日吃莜面条[1]半大碗，饭罢入瓜田[2]渴甚，饮凉水二碗，归家则腹痛作矣。胸中如碗鼓甚，按之如刺。余曰，此食积也。但汝胸中如石塞窦[3]无隙可通，用药治之，恐药弱而病强，攻之不破也。痛者曰：然则听之乎。余曰，尔欲病愈，须遣人扶掖[4]，在田野中，往返疾行数百步乃可，病者辞以不能。余曰，不能则难治也。再三苦求，乃以大剂承气汤加麦芽、槟榔疏之。告曰，三服乃可。病者归，初服而胸中如坠，二服后下气暴作，急如厕，则如桶脱底，胸腹空虚，负耒而耕[5]矣。

154

【临床思维】

此案与"饱食冷饮，凝结不通"案，如出一辙。从查体"胸中如碗鼓甚，按之如刺"，知其病位主要在胃（"饱食冷饮，凝结不通"案痛在腹部）。若采用俯仰屈伸运动法，会导致胸高气满等气机上逆的不适反应。采用往返疾行，是宣散气血且引气血以下行。因患者不能采取运动疗法，处以大承气汤加麦芽、槟榔而愈。麦芽、槟榔是为消导胃中之食积，大承气汤是为引之下行排出体外。

食积作吐

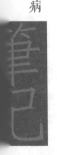

[1] 训蒙在外：在外地做私塾先生，教授儿童。

[2] 胡荽：即芫荽，俗称"香菜"，《本草纲目》称"胡荽，辛温香窜，内通心脾，外达四肢，能辟一切不正之气"，民间常取此物透发痘疹。

里中庞守愚茂才之子，年四岁，忽患痛，浑身发热，见食作吐，汗出不止，已昏昏不知人。庞以训蒙在外[1]，其家乏人经纪，听之，病增甚，乃转人求余治。往而问之，则以未出天花，邻媪以西河柳、胡荽[2]等发之。提其腕，则脉颇弦大。问饮食乎？曰；不食数日，且见食则吐，即粥不进矣。问二便乎？曰，小便赤如血，大便绝无。按其腹胀甚，按胸则张口作痛状。乃告曰，此停食也，不下之，何能愈。乃以平胃散加芩连大黄以进，服后时许，下黑粪数粒，又下赤色粪数次，腹减而醒。又视之，则脉已小，惟胃气尚滞，又用保和丸加槟榔末而进之，晚即呼食，其母以蒸馒头付之，狂啖数口，三更后，病复发矣。次早又请治，得其状，乃责其母曰，小儿何知，食积甫去，顿令食面，恐新积较旧积难去也。仍令服平胃散，重用莱菔子投之，嘱曰，不必再看，一月内谨忌食面，只可以米粥调之，若再发，则不治矣。其母惭而听之。多方调摄，适值中秋，共父酒肉致谢，余以文字交，固却之。

【临床思维】

主因发热、汗出，见食则吐，意识不清就诊。又经服过西河柳、胡荽等发散之品。望诊神昏，问诊知其数日不食，见食则吐，小便短赤，大便不通，由此知其内有实邪。切诊腹胀明显，心下有压痛，知其病邪主要在胃，累及于肠。脉颇弦大，说明热势弥漫，尚未内闭阴分。所以用平胃散调其胃，大黄通其肠，黄芩、黄连清其热。服药1小时后，大便先下燥屎，后下赤粪数次，腹胀遂减，神志已清。复诊其脉已小，说明热势已减，可能右关脉仍滑实或心下胃区仍有压痛，知其胃气尚滞，故用保和丸消其食，加槟榔末一味，则行气导滞之力更强。后因食馒头后病情反复，用平胃散，重用莱菔子消面食积滞。

食积致痢

[1] 委顿不起：疲乏、憔悴，卧床不起。

[2] 司事者：工作单位的主管。

[3] 引之出铺：将他带离店铺。

[4] 市殓具：买来殡葬用的衣衾、棺木之类。

[5] 枉驾：请屈尊前往。

[6] 舁置：舁，音yú，抬放。

又有银商，忘其名，夏得痢疾，医家以为火，用承气汤下之，逐日下数十次，又一医以为虚，补之，痢下止而胸满腹胀，委顿不起[1]。司事者[2]惧其死，邀伊表兄某引之出铺[3]，在寺中赁一屋居之，又十余日医药罔效。其表兄已为市殓具[4]矣。一日午饭后其表兄来请曰：舍亲病重，恐不能起，闻阁下脉理清真，欲枉驾[5]，以决生死，如可敬延半月，拟即遣之还家，较胜殁于旅舍也。余随而往视，屋中臭不可近，急命舁置[6]他处，见其合眼朦胧，转侧之，并不知矣。提腕而诊之，俱微弱沉细，然至数匀称，惟右关独大，按之搏指。乃曰：此病因食积致痢，初医下其火，未去其食也。此时必肚腹膨胀，醒时见食作呕，病虽危，不惟不即死，并可生也。其表兄曰：果尔，请治之。乃以平胃散加神曲、麦芽等类进之，至夜解下秽物极多，腹平而知人矣。越日视之，脉小而气虚。因以真人养脏汤固其痢，三剂而痢止，略进食矣。因继以人参养荣丸半月而健。余当其病时曾见二次，不识其人，越两月，有以靴帽等[1]踵门而谢者，不知何人，入门自称乃前病痢者也。叩头不起谢曰：蒙先生再生之恩，不惟病愈，且健壮胜于往日，衔环结草[2]所不惜也。余却其物而善遣之。

[1] 靴帽等：指靴帽等礼物。

[2] 衔环结草：传说黄雀衔环，报杨宝救生之恩；妾父结草，报魏颗嫁女之德；后世遂以此四字，作为感恩报德的成语。

【临床思维】

从此案中首先见到古人对于生死的态度，对于将死者，早备敛具，且尽可能回到家乡。求医诊治，只为断其死期，以使更好地安排身后之事，而非哀求医生尽一切可能非救活不可。本案患者初患痢疾，用承气汤不愈，又用补法，痢止而胸腹胀满，精神日益困顿，延了半个月将死而未死。若是必死之证，恐不能延半个月，既延半个月，则其还有生机。入室闻诊臭秽，提示实证，望诊见其神昏，转侧之也不能醒来，提示非脱证即邪实内闭证。切诊六脉微弱沉细，至数均匀，说明尚有根。再仔细体会六部脉之差异，右关脉较他部实，且有力而搏指，提示食积证。再次问诊印证之，果然有胸腹膨满，且神清时，闻见饮食则作呕吐。遂用平胃散加神曲、麦芽清其食滞。方中未用泻下之品，而服药后大便畅行数次，腹胀除，神志转清。邪实已去，故用真人养脏汤收涩止痢。服用3剂后胃气渐渐复苏，能稍进饮食，此时采用人参养荣汤补益之。此案还有一个值得反思的问题——关于营养支持和允许性低热卡的问题。想必患者在寺院这半个月，只在神志好转时喂点水或米汤，热量和水分远远不足生理需求量，但他并未因营养缺乏而预后不佳，对于有ICU之先进营养支持手段的现代医务工作者，值得反思借鉴。

笔记

饮食伤胃

[1] 食量亦复兼人：食量倍于常人。

[2] 类伤寒中五症：《医宗金鉴·伤寒心法要诀》云："类伤寒五证"，"初病之时，皆与太阳表证相类"，此五症为：停痰、伤食、脚气、虚烦、内痈。

商人曹某，忘其名，豪于饮，而食量亦复兼人[1]。夏月奔走发渴，多食生冷，遂致停滞，头痛发热，腹胀神昏。他医以为感冒，以风药散之，不效。乃迎余视。其右关坚大，右尺弦缓，并无浮象。乃曰，此饮食伤胃也，必见食作呕逆。弦者停饮之象，不去之不快也，此类伤寒中五症[2]之一，视为外感，失之远矣。急以对金饮子加大黄、槟榔等破之，二服而腹减热退。五日后来谢曰：余未病时，常有呕逆手颤疾，不知何故？告之曰：此酒积也。试服葛花解酲丸，当必愈。曹即服之至半斤而宿疾全清矣。

主因"头痛发热，腹胀神昏"求诊，用风药散之不效。切诊六脉，右关坚大明显，提示有食积在胃，右尺弦缓，提示有饮邪在肠。用对金饮子调其胃气，因腹胀甚，故加大黄、槟榔以增强通下导滞之力。服用2剂愈。对金饮子与平胃散组成相同。嗜酒之人会产生酒精依赖症，其症状即饮酒欲望难以控制，手臂震颤，发热，呕吐，食欲不振，这些症状在饮酒后会有改善。王堉准确地诊断为酒积，用葛花解酲丸，服半斤痊愈。可资今日治疗酒精依赖症之参考。

水积吐食

[1] 塘西痧药：即紫金锭，杭州塘栖致和堂盛产此物，命名为"塘西痧药"。

里中相周庞兄之母，年五十余，得吐食症。始以为霍乱，吃塘西痧药[1]数粒，吐如故。又请一医以为气郁，用四七散开之，仍如故。庞求余治，余细问形症，即非霍乱，亦非气郁。按其脉，则右关弦甚，余各平平，乃顿悟曰，此水积也。病必小便不利，好饮水，胸膈闷滞，时兼头晕，病者点头称是。因以五苓散加苍术、木通利之，越日吐止。庞又请视，告曰，不必再视，但常服香砂六君子丸，不但不能停水，且大益于脾胃，于老人甚相宜也。庞遵之，其母遂健。

　　主因"进食后呕吐"就诊。曾自行按霍乱施治。服用治疗急性传染病的塘西痧药无效，按气郁用四七汤也不效。诊脉见右关弦甚，一般右关明显有力搏指迥异于他部多主食积，但此人右关以弦象突出，这使得王堉有些费解，但突然悟得弦主饮，此症应是饮停于胃。又问了症状，果然有多饮，小便不利，胸膈闷滞，头晕等水饮内停表现。遂用五苓散化饮，加苍术、木通是为了增强调胃利尿力度。服用1剂即愈。再诊用香砂六君子丸常服以杜水饮生成之源。

气滞停食

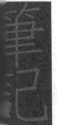

[1] 蜂目而豺身：疑为蜂目而豺声，指眼睛像蜂，声音像豺。形容人相貌凶恶，声音可怕。如《左传·文公元年》载：楚王欲立商臣为太子，征询令尹子上的意见。子上曰：商臣"蜂目而豺声，恶人也，不可立也"。

[2] 顽物：脾气凶恶之人。

[3] 捶楚：殴打。

医人强学潮之妻，蜂目而豺身[1]，顽物也[2]。夫殁后，益无忌，仇媳而爱女。在家则捶楚[3]其媳。其女适吾里王姓，粗悍不让其母，而其母年过六旬，往返吾里日数四，疾健如奔。壬戌春，气后食停，得心胃疼证。前尚忍之，后不可忍。延任医治之，任更愦愦，谓年老气虚，施补剂，服则痛滋甚。又请任治，任拒曰：疾不可为矣。其女家与前习天主教者为邻，知余看王病，乃请治其母，余本欲辞，而王再三怂恿。不得已，为一诊，见其右关实大而滑数，肝部亦郁。告曰，此气滞停食也，必与人争气后，遂进饮食，食为气壅，郁而作痛。其女从旁极赞余神，反诉其母，常劝尔勿食时生气，而尔不悛[1]，今谁怨焉！请一方。乃以越鞠平胃散加枳实，重用香附。告曰：两服后保无虞矣。后五日遇其女于街，则曰，母病已痊愈，称谢数四。

[1]悛：音quān，改正也。

【临床思维】

主因"生气进食后，心下疼痛"求诊。王堉诊其右关脉实大滑数，提示食滞，左关也有郁象，故知气滞停食，因生气后进食导致。用治疗六郁之越鞠丸合调胃气之平胃散，再加枳实是加强降气宽中之力量，服药2剂即愈。在笔者的家乡一带，常有说法，在生气后勿进食，进食时勿生气，否则气与食滞，最难施治。故民间生气后进食导致疼痛也是很常见的一个主诉。而这种病，治之能愈一时，易因生气而反复，性情若不涵养，医者亦难去其病痛。

气郁吐痰

[1] 工部：古代官署名。为六部之一，掌管各项工程、工匠、屯田、水利、交通等政令。

[2] 主政：官名，旧时各部主事的别称。

[3] 翘楚：杰出的人才。

[4] 己酉：1849年，即道光二十九年。

[5] 乙卯：1855年，即咸丰五年。

[6] 送场：送应试人入考场。

[7] 龙门：贡院的大门，宋朝所建江南贡院第三重门为龙门，后以"龙门"称贡院大门，取"鲤鱼跃龙门"之义。

[8] 镌级：镌，音juān，即降级。

内科疾病

工部[1]主政[2]张汉槎，学问人品为吾乡之翘楚[3]，其弟铁华大令余己酉同年也[4]。乙卯[5]在京赴京兆试，汉槎送场[6]，误入龙门[7]，以违例镌级[8]，兼旅费增艰，百感交急。秋初忽得吐疾，胸膈痞痛，浆汁不入口。延医视之，或以为中暑，或以为中寒，或以为蓄水。日日易方，而竟无毫发减。不得已铁华邀余视之，诊其六脉俱伏，胸间高起，且闭不大便。余曰，此气郁也。因进以苏子降气汤，两服而吐止，再令服分心气饮，五日后，如常趋公矣。

此案因"呕吐伴胸膈痞满"就诊。已经按中暑、中寒、蓄水施治不效。故可排除这些问题。而推求其生活境遇，曾有明显的情志抑郁，此时诊脉又是六脉俱伏，主气机内闭。调畅气机之方很多，胸间高起，大便不通，得用能通大便之品，苏子降气汤最为合适。刘渡舟论其功用云："喘咳气逆有便秘不通，或排便困难之象，此属痰气蕴结膈上，津液不能下达，古人称为气秘是矣。如果误认胃肠燥结，滥施苦寒荡涤之品，徒伐胃气，反伤津液，通而复秘，于病无益。用本方降气以达津，使肺肠表里相通，大便不攻而自下。"

气郁成痰

[1] 式微：衰落之意。

[2] 童蒙馆：即教儿童的私塾。

[3] 赀：通"资"，钱财。

[4] 馓粥：馓，音shàn，稠厚的米粥。

[5] 蛊：音gǔ，一种腹部臌胀的疾病。临床以腹大胀满，绷急如鼓，皮色苍黄，脉络显露为特征，故名鼓胀。

[6] 大解：排泄大便。

　　医士郭梦槐之妻，以家道式微[1]，抱郁而病，发则胸膈满闷，胃气增痛，转侧不食。郭以茂才设童蒙馆[2]，而赀[3]不给馓粥[4]，见其妻病，以为虚而补之，病益甚。乃来求余，诊其六脉坚实，人迎脉尤弹指，因告之曰，此气郁而成痰也，发则头晕，且增呕逆，久而胃连脾病，恐成蛊[5]。郭求一方，乃以香砂平陈汤加大黄、枳实以疏之，二服而大解[6]，病若失矣。

【临床思维】

　　因"胸膈满闷，胃痛纳差"就诊。已知其生活境遇不舒，诊六脉坚实是实证，人迎脉尤弹指，亦提示实证。如何区别其是气郁成痰，而非气滞食停？由之前诸案可知，食滞之证，病脉多见于右关，此则六部及人迎皆坚实，故知非食滞。能阻在胸膈之间，使之满闷不能食的，除了食滞即为痰了。方用二陈汤化痰，平胃散加木香、砂仁调畅胃气，加大黄、枳实，即是合入了小承气汤，使实邪从大便而去。

气郁痰壅

同谱弟张月谭之姊，所适[1]非人，贪而好气，以故时增烦闷，久而生痰，又久而积食，因之精神萎顿，饮食不思，膈满肚胀，自以为痨[2]。一日同入城，月谭邀余诊之，则脉象沉伏，按之至骨而后见。告曰，此气郁痰也。胃气为痰气所壅，则清阳不升，浊阴不降，而头晕目眩，项粗口干，腹满便秘，诸症交作矣。病者称是。乃进以胃苓承气汤，二服后，下秽物十数次。又往视之，病者再三称快。命再一服，即继以香砂六君丸，不及半斤，当健壮倍于昔日矣。

[1] 适：旧称女子出嫁。

[2] 痨：结核病的俗称。

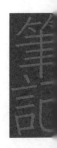

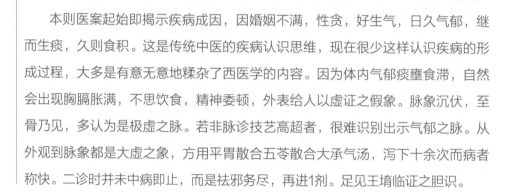

【临床思维】

　　本则医案起始即揭示疾病成因，因婚姻不满，性贪，好生气，日久气郁，继而生痰，久则食积。这是传统中医的疾病认识思维，现在很少这样认识疾病的形成过程，大多是有意无意地糅杂了西医学的内容。因为体内气郁痰壅食滞，自然会出现胸膈胀满，不思饮食，精神委顿，外表给人以虚证之假象。脉象沉伏，至骨乃见，多认为是极虚之脉。若非脉诊技艺高超者，很难识别出示气郁之脉。从外观到脉象都是大虚之象，方用平胃散合五苓散合大承气汤，泻下十余次而病者称快。二诊时并未中病即止，而是祛邪务尽，再进1剂。足见王埙临证之胆识。

内科疾病

脾虚肝郁

　　先生之弟妇，患头痛发呕，饮食不思．时瘟疫盛行，疑为时症，余偶到塾，其侄兰芬兄言其状，并邀之治。问身觉憎寒壮热乎？曰，否。问身痛鼻塞乎？曰，否。然则非时症。诊其脉，则左关弦滑，余俱细弱。告兰芬曰：此脾虚肝郁也，作时证治，必散之，虚而散，则大误矣。兰芬请一方，因以逍遥散进。余过而忘之，越数日，见兰芬，告余曰，药才二服，病全除矣。

【临床思维】

　　主因"头痛，呕吐，纳差"就诊，当时有瘟疫流行，首当鉴别是否感染瘟疫。瘟疫是外感疾病，多有严重的恶寒、高热、身痛、鼻塞等表部症状。此患者无以上症状，故排除。切诊左关弦滑，主肝气盛，余部细弱主虚证。肝旺最易克脾，故见饮食不思，肝气郁而上逆，故见头痛、呕吐。逍遥散2剂愈。

肝木克土

[1] 介：即介休。

[2] 货：卖。

[3] 迁谨：死板内向。

[4] 祁：山西祁县。

[5] 散药：发散表邪之药。

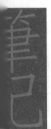

介之城东[1]，马如村郭某，在城货[2]烛，人素迁谨[3]。夏间由介赴祁[4]，往返数四，以躁急故，患胸满不食。时我介疫气流行，自以为染疫，急服散药[5]，而气乏声微，愈不可耐，别易一医以为肾虚，用医家肾气丸补之，服四五剂转益甚，几至昏不知人，乃转人延余治，至其家，问何病？则曰，成虚痨矣。问午热自汗，咳嗽气喘乎？曰否。然则非虚痨。提腕而诊之，则两寸尺俱平平，两关皆坚而滞，而右关微带弦象。乃告之曰，此肝木克脾土也。病由一时气不遂，兼发急躁，以致肝气壅塞脾胃，因而胸满不食，理宜平肝清燥，医者以桂附补之，脾胃愈塞，不增甚何待乎。此时宜先解桂附之药力。然后进以疏肝健脾之品，不过半月保无事矣。病者喜急索方，乃开平胃散加山楂、麦芽以消之。病者争曰，余素无食积，兼久不进食，君用消食之药，不亦悖乎。余笑曰，君第知平胃散为消食之药，不知君脾胃中虽无食，却有桂附，我之用平胃散非消食，乃解药毒也。药毒不解，胸中终难爽快。人第知平胃散消食，而不知药亦积，非此不能开脾胃之路，此俗医拘其方，而不究其理，所以多误也。病者欣然服之。越三日又请视之，则胸中宽展[1]，渐思食矣。乃继以逍遥散理其脾而清其肝。告曰，不五剂君必起，但服香砂六君子丸半斤，便更壮健。郭如言服之，半月后仍入城货烛矣。

[1] 宽展：山西方言，与宽敞同义，此处为舒畅之义。

笔记

173

【临床思维】

　　主因"胸满不食"求治。起病由于夏日两地奔波，劳苦躁急。且当地疫气流行，起病之初，自行服用发散之品，病情加剧；又请医生诊治认为肾虚，用肾气丸补益，病更加重。2次误治皆因诊断不明确。故王塽诊治时，首先要给出明确的诊断，先议病再议药。而不能像今天多数医家一样，不顾所病，但求辨证论治，随症敷衍用药。切诊发现两关脉坚而滞，右关微带弦象，提示肝木克脾土。然后再道出其发病之原因，误治之原理，救逆之法和愈病之期。这个过程才是看病的关键所在，至于处方用药是最后一步。记得笔者在家乡初诊治疾病时，乡亲们都会以能不能把病看透来判定医生水平之高下。所谓把病看透，即能给患者说清楚，病因何而来，当见何症，以前治病有何不当，今后治疗多久可愈。本案另一特色，在用平胃散来消药积。

内科疾病

尊己

174

肺系疾病

气郁喘嗽

典史[1]宋晓岚，同乡也。丙辰[2]春，与余同携眷入秦。将至临潼，其孙女甫周岁，坐车为雨泥所滑，女失手坠车下，轮辗其腹，顷刻而毙，亦气数[3]也。其媳以恸女故，日切悲哀，兼介人[4]，安土重迁，乡思颇切，晓岚尤吝于财，虽宦游而饮食衣服，不遂妇愿。至夏忽患胸胁大痛，喘嗽不宁，饮食俱减。晓岚来求治余，诊其左脉弦而牢，右寸坚而滑，知为气郁，乃以左金丸合颠倒木金散进。二服后，吐痰涎数碗，再视之，则左少软，而右亦渐平矣。因以逍遥散加木香、青皮等叠进之，半月后始就平复。因劝晓岚曰，儿女情怀，须少宽假[5]。前日之病，久则成癫，若不去其痰，遥遥千里，携带而来，竟成废人，不悔之甚

[1] 典史：官名，元始置，明清沿置，为知县下掌管缉捕、监狱的属官。如无县丞、主簿，则典史兼领其职。

[2] 丙辰：1856年，即咸丰六年。

[3] 气数：命相术语，指命中注定夭亡。

[4] 介人：指介休县人。

[5] 须少宽假：少，稍稍，稍微；宽假，宽容、宽纵。

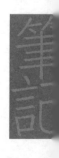

乎。晓岚遵之，辞色稍温，三月后，如居故土矣。

【临床思维】

本案主因"喘嗽，纳差，胸胁痛"就诊，未诊之前，已知其生活境遇。诊其脉弦而牢，弦主肝郁，牢主邪实，右寸坚而滑，主痰积于肺。针对此脉，治当疏肝化痰，方用左金丸合颠倒木金散，颇难从医理揣测。从后文"前日之病，久则成癫"来看，是用治癫之方先祛其顽痰，痰若不去则疏肝无益。服药2剂后，吐痰涎数碗，且脉已改善，此时再用疏肝理脾之剂善后，不仅治病，且治致病之源。本案奇妙之处有三：①病主要在肺，从肝治而愈；②调肝之前，先祛痰郁；③用药治愈后，还对家属进行宣教，杜生痰之源。

内科疾病

笔记

痰火郁肺

邻人郭某之女，再醮于邻村，归宁[1]恒[2]数月不返。一日忽患咳嗽，初略不为意，久而增盛，延人治之，则曰，此虚劳[3]也。始而补气，继而行瘀，又转而理脾疏肝。药屡易而病不减。一日其母偕之来，俯余治。因问曰，嗽时作时止乎？抑咳则面赤气急声声接续乎？曰急甚。观其面色红润，知非虚证。乃诊其脉，则右寸浮滑而数，余则平平。告曰，此痰火郁在肺经，常苦胸膈满闷，发则痰嗽俱出，不但非虚劳，且大实热证也，进以芩连二陈丸加桑皮，木通以疏之，三日而嗽减。再请余治，则数象减而滑则依然。余曰，热退而痰仍在，不去之，恐复作，因用平陈汤加枳实、

[1] 归宁：女子出嫁后回娘家省亲。

[2] 恒：经常，常常。

[3] 虚劳：中医指凡先天不足，后天失调，病久失养，正气损伤，久虚不复，所表现的各种虚弱证候，皆属虚劳范围。此皆由积渐而成。

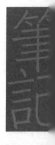

大黄下之。凡二进，下顽痰数碗胸膈顿
宽，而嗽亦止矣。

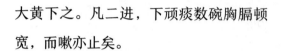

【临床思维】

此案咳嗽按虚劳久治不愈。王埙通过问
诊咳嗽急甚，望诊面色红润2点排除了虚证，
这种快速的鉴别诊断方法，是本医案的
亮点。脉诊亦着眼于迥异于他部之处，并且
通过特异的脉象便能推知其临床表现。用芩
连二陈汤加桑皮、木通3剂后咳已减，脉不数
而仍滑，一般守方加减再进，而王埙竟用平
陈汤加枳实、大黄以下痰，较之化痰自然取
效颇捷，是本医案第二亮点。

蓄水喘嗽

月潭之女，年甫周岁，忽喘嗽交作，浑身发热。月潭以为寻常感冒，忽之，越日益甚。适余视其弟病，亦请一视，见其面发赤，身发热，喉中声如锯，臆断曰痰也。必乳母令睡时吃乳，兼膈间有火，故食为火壅而生痰，但得白玉饼两三枚则可矣。月潭令服之。热稍退而腹作胀，喘嗽仍旧。又请余视，以为已愈，细视之，两目昏闭，精神若无，喉间亦如故。月潭曰：看此形恐不救，余曰：何至此，乃视指纹，则红丝出风关，兼按其膈，则胸中作声漉漉然[1]。顿悟曰，前以为痰，乃水也，必小便不利，眼胞虚肿，兼咳而作呕，乳母曰，是。遂开五苓甘露饮，令当茶饮之。次

[1] 胸中作声漉漉然：应为西医学胃中振水音。

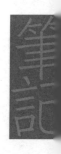

179

日，月潭邀同进城，问之，则小便十余次，腹减而精神作矣。因劝以再进一煎，两日如初。

【临床思维】

患者是不满1岁的小儿，因"喘嗽发热"就诊。望诊见面色赤，知膈间有火；闻诊可及喉中痰声，知其有痰浊。用白玉饼下痰热，竟未效。复诊时望指纹，红丝仅在风关，说明病情并不危重，切诊上腹，听到振水声，乃悟其为水饮而非痰。用五苓甘露饮后小便畅解而愈。痰与饮常常并称，而其治疗却有差异。正如王埴在"审证与慎药"中所说："即相近者，辨之不明，治之不当而亦无效验。"

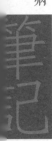

痰结肺胃，咳喘晕绝

刑部主政[1]杨星臣，宁乡[2]人，与余为前后同年，喘咳廿余年。每咳甚，或至晕绝不醒。医药不啻百数，而终罔获效。在星槎侍御处谈及其病，喟然长叹，忧形于色。余问君服何药？星翁云："医家皆谓余好内[3]阴亏，所服药皆滋补剂。年近五旬，不敢强辩，然心窃非之。"余问：君发嗽时，面赤气急否？曰：实有之，不自知也。次早星翁即来求予诊视，因诊其右寸关脉坚凝而滑，几乎搏指，余则平平。乃曰：滑者痰象也，坚凝者，痰结也，见于右部寸关之间，盖顽痰结于肺胃之管。肺为清道，胃为浊道，两道为痰所壅，故甚则晕绝也。此病非汤剂可疗，非礞石滚痰丸下之不可。星翁曰：岐黄家畏礞石如砒毒，何可入口？余曰：然则先贤留此

[1] 刑部主政：即刑部尚书。

[2] 宁乡：现湖南宁乡市。

[3] 好内：即房事过度。

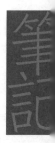

181

方，为毒人耶？君试服之，如误，当甘庸医杀人之罪。星翁见余言确有定见，乃市三钱服之，卧后觉胸膈烦扰，欲吐不吐，不移时，中脘漉漉，解下黑秽数碗，倦而归寝，爽适异常，至晓而若失矣。急驱车揖余，谢曰："奇哉！奇哉！君有胆有识，三钱药去数十年之病，孙思邈之神奇，不是过也。诸医谓余阴亏，抱此不白之冤久矣，得君并雪是耻，感铭何既？"至今函札往来，犹时时道谢也。

【临床思维】

因"咳喘，甚则晕厥"来诊。问诊"咳嗽时而面赤气急否"以辨其虚实；切诊右寸关脉坚凝而滑，知病因为顽痰结于肠胃之间。用中成药"礞石滚痰丸三钱"，解大量黑便而愈。本病属于西医学的咳嗽-晕厥综合征，其发病机理为：①剧烈咳嗽导致胸、腹内压急剧上升，导致静脉回心血量减少，从而使心输出量减少，引起一过性脑缺血；②咳嗽时胸、腹内压迅速升高，压力通过蛛网膜下腔传递到颅内，使颅压升高，压迫脑血管造成短暂性脑缺血发作；③咳嗽时脑脊液压力迅速升高，使大脑受压而产生震荡样作用。对于本病西医没有治疗方法。中医辨证，除了痰厥证之外，还有一类病属于清阳不能上升者，需用李东垣之补气升阳类方者。笔者在随导师刘清泉教授门诊时，曾目睹其治疗1例咳嗽-晕厥综合征，初诊用益气聪明汤合半夏白术天麻汤加减升阳化痰，二诊用金水六君煎合填精之品滋养肾水以化痰，诊治2次晕厥即未再发作，医案详见笔者整理之《中医急诊临床三十年——刘清泉大剂救治重症经验选录》。

内科疾病

笔记

气滞水积，痰壅肺窍

痰之为病，甚则发厥，无故昏倒，一或误治，便不能起，最为危险。推原其故，大抵多由气郁，以致痰壅胃口，因而不省人事。旧法以三生饮吐之，攻标之急治也。若不壅于胃，而壅于肺，则痰入清道，尤难措手。其证不昏倒，能知人，惟胸膈间气，能出而不能入，时时作反张形，遂至汤水不能下咽，咽则气逆而哮。

里中布贾姓安名溶者，虽作商，人极推重。辛酉夏，其次子岁余而殇；其三女亦以痨症[1]亡于家；未越月[2]，其次女之婿与其甥男，一日间相继亡。其次女年幼，婿之族人恐席卷而他适，置死人于不问，互争产业。安知之，急与愤

[1] 痨症：俗称"肺痨"，指肺结核病。

[2] 未越月：未超出1个月。

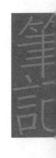

183

争，族人乃散，前丧子女，已抱忧郁，后次女事，又增其愤，故归而得胸满腹泻之疾。求余治之，诊其脉，弦而滞。告曰，此气滞水积也。用香砂胃苓丸消之，病早愈，安啬于财，不复服药，余亦忘之。越十余日，急遣人招余视其病，余以为泻之未愈也。急视之，则气格格[1]作逆，口唾不能下咽。问膈与胸中作满否？曰否。提其腕，则两手如冰，六部伏不见，惟有寸带滑数。乃曰，此痰壅肺窍也。肺窍为气所出入，今为痰壅，故气不能入。如在胃，则卒然昏噤，三生饮吐之可也。今在肺管恐吐之不出，无可措手，急辞而出。安固请一方，乃以木香顺气饮敷衍之，出而告其伙曰：安某之病，必不起，可急为料理。其伙尚不信，因循至次早，乃来省视，安已口张气促而不能言矣。其堂兄见其危，又邀余治，余固辞。乃请邻人扶乩[2]，服一方颇能言[3]，遍召家人以身后属之，转侧而殁。

[1] 格格：象声词，形容呃逆的声音。

[2] 扶乩：乩，音jī，请鬼神问事的一种方式叫扶乩。

[3] 颇能言：能说很多话，类似回光返照。

内科疾病

184

　　短时间内4位亲人相继夭亡，又因家事纷扰，遂致情志抑郁不舒。主因"胸满腹泻"求诊。诊其脉弦而滞，用香砂胃苓丸理气消水以治之。患者未服药，半月后再求诊时，病呃逆不止，滴水不能下咽，两手冰冷，脉伏而不见，已是必死之症，次日已口张气促不能言，此时连非医学专业的普通人都知道病危了。竟然扶乩服用一方后，能说话交代完了后事。扶乩治病为整则医案平添了许多神奇色彩，给读此案的医生留下了无限遐想。此病进展非常迅速，滴水不能下咽，半月即死亡，临终前又以严重呃逆为主要表现，不能除外食道的晚期恶性肿瘤。

笔记

气郁停痰，喘咳不食

[1] 妯娌：兄弟之妻相互的称呼。

[2] 交臻：同时出现。

[3] 痨瘵：即肺痨。

里中武庠杨乐斋之二嫂，廿余而寡，抚一子，人颇精强，一切家政，皆经其手，诸妯娌[1]不及也。然郁郁独居，肝气时作，发则喘咳交臻[2]，呻吟不食，如此者经年矣，延医数辈皆以痨瘵[3]论。壬戌春，病复发。卧床月余，阖家无可措手。杨邀余视之，诊其左关滑数，右寸关俱甚。乃告之曰，此气郁停痰，并非痨症。前必多服补药，因而增剧，万勿为虑，药不十剂，保无恐矣。乃以平胃、二陈、四七汤合进之，药入口才刻许、膈间漉漉作声，顿觉宽展，二帖后，喘咳息，而食少进。家人皆惊其神，以为全愈，遂停药。余亦忘之，未过三日病又作。又延余视，诊之，脉少

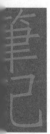

衰，而滑数未改。因问服几帖？以二对。告曰：二帖路已开，病未愈，少亦须四服，但得大解胶粘秽物，则全去矣。不必易方，宜照前服之，三日后再见也。病者听之，越日晨起，暴下恶物数次，食大进，喘咳皆归乌有。更告以香砂六君子丸调摄之，尤当稳固，而其家皆淡漠，不知听之否也。倘调养不善，恐明春再作也。

【临床思维】

主因"喘咳，不能进食"就诊，已因病卧床1个月余。之前医生按照痨瘵用补法，不效。切诊左关脉和右寸关脉滑数明显，左关对应肝，右寸关对应肺胃。由脉象推知，其由生活境遇不舒导致气郁停痰。用平胃散调其胃，二陈汤化其痰，四七汤理其胸膈之气机。服药15分钟后，胃肠蠕动增强，服药2剂后咳喘缓解，能进食，服药3剂后泻下数次，病愈。再用香砂六君子丸增强脾胃功能以杜生痰之源。此案亦是未用泻法而达到泻下之目的。这种现象多出现在痰食湿邪与气机郁滞的患者中。

笔記

阴亏血热

　　同谱张月翁之三弟，血燥食重，亦得热病兼喉痛。请张宝玉视之，张吓曰：此红痧蛤蟆瘟也，病甚险，治亦恐不效。其母惊而不安。月翁邀余治。余曰无碍，非痧，非瘟。不过阴亏血热四字耳，二药可愈。月翁疾索方，因以六味地黄汤加芩连进之。次日往见月翁，则其三弟已笑迎于门矣。问其病，则曰，药后酣睡至三更后，则心体具清；此时惟浑身稍软。余戒之曰，病初退，尚未痊愈，须节饮食，省奔走[1]方可。不然，再发则无救矣。尚知信从，数日后，入学而读矣。

[1] 省奔走：减少奔波劳碌。

【临床思维】

　　主诉为发热伴咽喉疼痛，因素来体质血燥胃热，食欲旺盛，用六味地黄汤补阴血，加黄芩、黄连清肠胃之热。服药1次即热退而神情清爽，未再用药，而是嘱以节饮食以防胃热复炽，省奔走以免阳气外张。

　　红痧蛤蟆瘟是古代的一种传染病病名，其症状是皮肤有痧点，而颌下有肿胀，张宝玉将之诊为此病，必因其有颌下胀痛。现在看，是比较重的化脓性扁桃体炎伴有颌下淋巴结的肿大。王堉没有给出四诊信息，但从血燥胃热入手，用六味地黄汤加芩连已见巧妙。

阴虚内热，身面皆赤

[1] 葩经：《诗经》的别名，韩愈文"诗正而葩"，故以"葩经"代指《诗经》。

[2] 四子书：即四书，指《论语》《大学》《中庸》《孟子》四部儒家的经典。此四书是孔子、曾子、子思、孟子的言行录，故合称"四子书"。

[3] 拱璧：两手合抱的大块璧玉；爱如拱璧，指极其珍爱。

内科疾病

星槎侍御之女，年十三，能读葩经[1]、四子书[2]，唐诗古文，略皆上口。写画亦颇有法度。星槎爱如拱璧[3]。乙卯夏，偶患发热，身面皆赤。延医视之，或曰瘟疫也，用藿香正气散；或曰过食生冷，阳郁于脾也，用散火汤；或曰中暑，用香薷饮；或曰实火，用承气汤、天水散，而皆不效。急遣纪纲迎余。问曰：头痛乎？曰否，然则非瘟疫也。问腹痛吐泻乎？曰否，然则非中暑也。问扪之炙手乎？曰否。然则非脾郁也；问烦渴出汗乎？曰否，然则非实火也。余曰：既无此数者，必午后转甚也。曰然。且眼黑耳鸣也。曰然。且口干咽痛也。曰然。星槎惊曰：尚未诊脉，何了如指掌如是。余曰：此为阴虚内热，既非彼，则在此。症如是，脉必沉数，不必诊也。投以大剂归芍地黄汤，加生地、蝉蜕。二服而愈。星槎谢曰：他人诊脉，移时不放，立方之际，不胜迟疑，君寥寥数语，所见如是其捷，奏效如是其速，非绝顶聪明曷有此哉！余谢过奖。

【临床思维】

因时在夏月，且起病急，故有医者诊为瘟疫。中暑、阳郁、实火用药后皆不效，故可排除这些病症，再参以症状之无头痛，无吐泻，无肌肤灼手，故不考虑有外邪侵袭之因素存在。

这则病案，诊治过程有一特点，王堉没有与患者直接接触，问诊由他人代劳，切诊皮肤是否灼热，也由他人代劳。其一因病情对于王堉来看，不算复杂，通过一些关键症状即可知道症结所在：其二，因患者是13岁的少女，待字闺中，拘于男女授受不亲之礼法，不便诊脉。医案结尾，星槎侍御作为一个旁观者，形象地描绘出来了医生的优劣之态。"他人诊脉，移时不放，立方之际，不胜迟疑"，这是医理不够圆融，经验不够老道，思维还欠敏捷的表现。

湿热内蕴，实而误补

[1] 庚戌：1850年。

[2] 选拔：挑选举拔。

[3] 廷试：科举时代最高级别考试，由朝廷亲自考试，通过者为进士。

内科疾病

庚戌[1]春，余以选拔[2]赴廷试[3]，有同年张君，久雨之后，兼嗜茶饮，六月初患小便不通，数日而手足渐肿，渐至喘咳不能卧。有其同县人商于京，颇知医，告之曰：此阳虚水肿病也。少年酒色过度，精气内虚，非金匮肾气丸不可。张信之，服未一两，肿愈甚，喘亦增，转侧需人，自以为不可救药矣。有同乡荐余往视，六脉俱伏，目睁睁不得合，乃曰：此谓水肿信不谬，而阳则不虚，盖由湿热相搏，水不由小便去，泛于皮肤，故作肿耳。实证而补之，焉有好处！且病即虚，而古人云，急则治其标，先消水泻肿，后补其虚，乃为正路。今以补虚为泻水，非通之，乃塞之也。命市舟车神佑丸服之，四钱而小便泉涌，越两日而肿消喘定，又命服桔半枳术丸半斤，而全愈矣。

主因"小便不利，周身水肿"就诊，切诊六脉俱伏，治疗当泻水。若脉浮，则治当散水。不同的脉位提示了祛除邪气之道路。从发病过程来看，类似急性肾炎。关于水肿，不同病性要用不同治法，任应秋先生之2则医案可供参考。

"曾治疗一水气病，全身浮肿，医生一再以真武汤与五苓散合用，浮肿老是不能消退。诊其脉沉细弦，时有微恶风寒的症状，舌苔薄白，知其为阳气郁于表，不能宣发的风水证，即用麻黄附子汤原方，麻黄四钱、附子三钱、炙甘草二钱，连服两剂，汗出而水肿全消。因阳郁于表，只宜温补合辛散，不得合淡渗也。

另治一痰饮患者，经久服用术附汤已上百剂，不但饮邪不减，反而日渐浮肿。经人介绍来求诊，脉沉弦有力，舌干少津，经长期专益脾肾之阳，阳气鼓激痰水四溢，过在补而不泄，遂投以五苓散重剂：桂枝三钱、猪苓一两、茯苓一两、泽泻五钱、白术三钱，藉其苦降淡渗之性，以导水邪外出，经服四剂后，小便通利，浮肿尽消。

同样的浮肿，却是两个不同的结果。前一证是给病邪的出路不当，该用辛散，而错误地用淡渗。后一证是补而不泄，不给病邪以出路所造成。"

湿热内淫，实证遗精

内科疾病

[1] 捐饷：向国家捐款以补给军粮及军队的俸给。

[2] 特旨：帝王的特别诏令。

[3] 藩司：负责各省民政和财政的官员，级别相当于今日的省部级。

[4] 花翎：孔雀尾制冠饰，清代官吏有功绩者朝廷赏戴花翎。

[5] 粮道：清代官名，即"督粮道"，专管槽粮上运之事。

[6] 道缺甚优：指西安粮道待遇优厚，西安粮道在晚清被视为天下第一肥缺。

[7] 家赀：家中资产。

[8] 讲颐养：注重养生。

[9] 便服：适于平日穿的衣服。清朝官服制度规定"凡出师、田猎，许服便服，其余悉令遵照国初定制，仍服朝衣"（《清史稿·舆服志》）。

黄庚垣先生，江西人，以捐饷[1]奉特旨[2]议叙举人加藩司[3]衔并赏花翎[4]，补西安粮道[5]。道缺甚优[6]，兼家赀[7]优厚，而观察性尚清廉，接下以宽，故属下皆颂之。年五十许，曾患遗精病。观察侍妾数人，幕友有善医者，以为许多姬妾，必致虚损。用三才封髓丹补之，而观察又讲颐养[8]，日食燕窝、东参以调之，然遗精如故。幕友以为已成虚劳，不可救药。

一日午后无事，忽召余至署，且命便服[9]，余急趋命，观察便衣而出，揖而延之上座，余惊问故，观察曰：患遗精数年矣，曾服汤药百余付，丸药数斤，而毫无效。余问饮食何如？观察曰：虽不能多，然尚非不能食者。老夫子以我为虚痨，故不敢多食也。问咳嗽气少、发热自汗乎？曰否。乃告之曰，既无此数者，恐有余症，非不足证也。观察惊曰，遗精尚有实症乎？余对曰，大人未窥医书，兼脾胃虚弱，不特医者不敢以实论，即大人亦自疑其虚也。岂知遗精之由有数端，相火太旺，夜梦失遗，阳必壮健，宜滋之；饮食厚味湿热内淫，则迫而失精，宜消导之；久旷[1]气充，精满而溢，宜疏泄之。此外，中气下陷，清阳不升，则亦遗；色欲过度，心肾不交，则亦遗。又有恐惧暴怒，精窍滑而不涩，皆能致遗。若或坐或卧，无故遗精，则为虚极之症，最为危险。俗医不细求其故，不分虚寒实热，见遗精者，则曰色欲过度也；又曰年少好淫也。致病者，多受不白之冤，而治之多不效。遂归咎于病之不可治，不亦惑乎。

　观察蹶然[2]起曰：闻君讲解，无不确当晓畅，心为之开，然则我之遗精绝非虚症，请一视之。乃诊其脉，缓而坚，右关尤甚。告之曰，大人之病，所谓湿

[1] 久旷：长久独居的意思。

[2] 蹶然：惊起的样子。

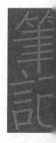

195

[1] 卑监：五运主岁中，土运不及的名称。《素问·五常政大论》："其不及奈何？……土曰卑监"。

[2] 蒙奖许：受到奖赏提拔。

内科疾病

热内淫是也。胸膈常患闷滞，大便颇形后重，当消导之。进以震亨渗湿汤。观察阅方内有黄连恐不宜，且厚朴、苍术恐伤胃气。告曰，胃苓汤是湿热要药。平胃散者，培卑监[1]而使之平，非削平之谓也，前辈言之甚明，此方用黄连川芎素亦疑之，细思其理，苦能燥湿用黄连而焦炒之，用其苦非用其凉也。湿热能瘀血，用川芎以行之，震亨此方，具有深意。大人成见在胸，一误岂容再误，他人必谓此方，非治遗之药，岂知治病必求其本，本治而末不治者，未之有也。请放心照服四付，常服香砂六君丸以调之，不但精不遗，即饮食亦当倍也。观察如言服之，五日后，约晚饭，至则告曰，前闻君言甚有理，而心窃疑之，今服君药，遗已止，果觉精神增健，食量亦佳，并阳事亦壮。非君妙达精微，几乎冤我，可见医道无方，在究其理而变通之耳。后余诸蒙奖许[2]，即内艰而归，犹寄函问讯者数四。

【临床思维】

本案主因遗精求诊。前医从补虚诊治不效。前医认为虚证有三因：①年五十余，已到肝肾精血不足时；②侍妾多人，易耗伤肾精；③平素脾胃功能虚弱。三才封髓丹为黄柏、砂仁、炙甘草加天（冬）、地（黄）、人（参）三才而成，前医既选用此方，已经考虑到其中夹杂湿热，只是在用药方面以补益为主，化湿热为次了。王堉首先进行虚实鉴别诊断，通过无咳嗽气少、发热自汗症状，除外虚痨。再结合用补法无效，王堉初步诊断，可能是实证导致的遗精。此时，并没有立即切脉处方，而是先从医理上对患者普及，纠正患者对疾病的错误认识。这种医疗宣教在疾病的诊治过程中是非常重要的。切脉缓而坚，缓主湿，坚主实，右关部尤其突出，说明以脾胃湿热为重，遂用震亨渗湿汤。

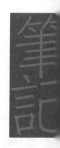

肠有蓄水，小便不出

[1] 内阁：时王堉在内阁任内阁中书，内阁相当于现在的国务院。

[2] 例赠：清制封典朝廷按照定例授予官爵；授给本身者为例授；因推恩而授给本人曾祖父母、祖父母、父母及妻之存者为例封，其殁者为例赠。

[3] 附生：附学生员，即定额以外的秀才。

[4] 捐教：捐纳而得的教官。

[5] 京铢二贯抵银一两：旧时用绳索穿钱，每一千文为一贯。道光初年，一两白银换钱一贯；道光二十年鸦片战争时候，一两白银就可以换到制钱一千六七百文了。咸丰以来，银价猛涨，一两白银竟可以换到制钱两千二三百文之多，即文中所说二贯抵一两白银。

[6] 砚友：旧指同学关系（因同学共笔砚）。

[7] 训导：学官名，明清于府设教授，州设学正，县设教谕，职司教育学生。其副职皆称为训导。

[8] 湔涤：清洗。湔，音jiān，水洗之义。

甲寅春，余内阁[1]供职时，以军饷浩繁，开钱铢例赠[2]附生[3]，并准捐教[4]，以京铢二贯抵银一两[5]。砚友[6]宋懋之，名敏德。以附生入都捐训导[7]，一切余为经纪，宋甚德之，上兑后，宋日邀余游观。一日归来，宋忽小便不出，兼腹痛。疑是感寒，忌生冷者数日，病仍不减。乃邀余治。诊其六脉俱弦，两尺尤甚。乃曰，此蓄水也，利之可愈。投以五苓散加木通四钱，两刻许，小便泉涌，腹颇舒泰。越日再诊，左尺平，而右尺仍弦。乃曰：小肠之水已除，大肠之水尚在。不去之，恐召湿作泻，又以胃苓汤去肉桂加砂仁等进。服药后，宋寓居客店酣睡，劳不自觉，天明始醒，而被褥粪秽粘染殆遍，急呼人湔涤[8]之。

觉腹中馁甚[1]，自此食量兼人，颇称壮健。归来至家，已选安邑校官[2]矣。安乃广文[3]极优之席，到任后寄谢余曰，即蒙除去宿疾，又蒙经理得此官。感激之忱，铭于肌骨。而宋赋性鄙琐[4]特甚，余见时尚酬应，余则寅友[5]亲戚较锱铢[6]如性命，不数年竟以大计[7]失官。所积金，往来蒲洛[8]作鹾贾[9]，兹闻以疫疾，殁于茅津渡[10]。所获赀财，皆为他人赚去。贪鄙悭吝之骨，安能富厚终哉！因忆其病，故并志之。

[1] 馁：饥饿。

[2] 校官：旧时掌管学校的官员。

[3] 广文：唐设广文官，管理教学之事，后世称教官为广文。

[4] 鄙琐：粗俗小气。

[5] 寅友：同僚之敬称。

[6] 锱铢：均衡名，一百黍为一锱。锱铢表示轻微的意思。较锱铢如性命比喻十分小气。

[7] 大计：明清两代考核外省之官的制度叫大计，每3年举行1次。

[8] 蒲洛：蒲州、洛阳一带，均位于黄河流域。

[9] 鹾贾：贩盐商人。

[10] 茅津渡：茅津渡位于山西运城平陆县城南茅津村，因古代茅族居此而得名，茅津渡地形险要，历史悠久，是沟通晋豫两省的交通要津，与风陵渡、大禹渡并称为黄河三大古渡，有"铁码头"之称。

主因"小便不通兼腹痛"求诊。切诊六脉俱弦,两尺尤甚,双脉弦提示饮证,即《濒湖脉学》所说"弦主东方肝胆经,饮痰寒热疟缠身"。用五苓散加木通而小便畅行。复诊时右尺仍弦,右尺在六腑对应大肠,故云"小肠之水已除,大肠之水尚在",用胃苓汤加减,大泻而愈。

本案尚用较多笔墨谈及患者之生平,由病理而谈及命理。宋敏德本是秀才身份,正值清朝允许卖官的时候,他托王堉的关系,买了一个训导(相当于现代县级教育局的干部),并安排到今山西运城的安邑区工作。安邑一带非常注重人文教育,所以在此地教育局任职有非常优厚的待遇。但没做几年官吏,因考核没通过丢了官。宋把当官攒的钱用来做贩盐的生意。主要把安邑附近解池的盐贩卖到蒲州(今山西运城永济一带)和洛阳。最近因为感染了瘟疫死在了茅津渡(黄河三大古渡之一,隶属今河南三门峡市),财物也尽散。观其生平,王堉不禁感叹"贪鄙悭吝之骨,安能富厚终哉"。

水气下注，腿脚作肿

赵梅村先生，崞县人，工书[1]，兼精笔札[2]，见者辄赏之。以廪生[3]博[4]广文尚在需次，为榆林观察芝田先生记室[5]，后芝翁以内艰归里，梅翁亦家居，近为定襄令同谱弟戴幼安翁司笔札。壬戌夏，定襄县试[6]，幼翁邀余阅卷，与梅翁朝夕聚谈。一日梅翁曰：弟素颇健，近不知何故，两腿连脚作肿，午后益盛，闷滞不能屈伸。余问皮皱乎？曰然。光亮乎？曰然。小便不利乎？曰然。胸膈发闷乎？曰然。告曰，此必饮水太多，水气下注，不治则成水肿，渐而至腰，至腹，则无救矣。梅翁请一诊，余曰，不必诊脉，但疏泻其水，小便利则肿自已。至于茶水，渴而后饮，不渴时则绝

[1] 工书：善于书法。

[2] 笔札：关于文墨写作等事。

[3] 廪生：明清两代由公家发给银两、粮食的生员。

[4] 博：获得。

[5] 记室：官名。东汉置，掌章表书记文檄。后世因之，或称记室督、记室参军等。

[6] 县试：清代由县官主持的考试。取得资格的童生，由本县廪生保结后才能报名赴考。约考5场，试八股文、试帖诗、经论、律赋等。录取后即有参加上一级府试资格。

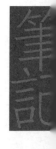

之，勿过贪也。因进以五苓散加木通、牛膝、防己、瞿麦，至夜则小便五六次，觉肚腹宽舒。天明视之，肿消其半。连服三剂，则肿迹全无，步履矫健。梅翁为书对联、横幅，称神者再再。

【临床思维】

主因"下肢水肿"求诊。此案未通过问诊即处方。皮肤光亮，知其为实证，小便不利，知其为水停，胸中闷滞，知其水停在中焦。用五苓散加味治之，其水即愈。治疗之要点，还有控制饮水以杜绝水饮生成源头。

内科疾病

预断死证

肝郁气逆，脉不应病

同谱王丹文茂才之父，余执子侄礼，少游江湖[1]，权子母[2]，工于心计，故握算持筹资无少缺。晚年出资在永宁州[3]生息[4]，忽为典商[5]负千金[6]，州郡控诉，未获归赵[7]，忧郁而病，兼家务多舛[8]，遂得气逆症。腹满身痛，转侧不安。他医投补剂，转增剧。丹文邀余诊视，其脉多伏，惟肝部沉坚而涩，且三二至辄一息。知为肝郁，因以苏子降气汤合左金丸进，三服而气稍舒。又视之，肝部有长象，又益颠倒木金散进之，十剂后，腹减而气舒，饮食进，精神作矣。一日留晚餐，座中仍令诊之，脉息如故，余未便明言，归语家人云：三伯肝脏已绝，病恐不起。家人曰，已愈矣，何害？余曰，此脉不关此病，此

[1] 游江湖：指奔走四方以谋生。

[2] 权子母：指资本经营或借贷生息。

[3] 永宁州：现山西吕梁方山县。

[4] 生息：借贷生息。

[5] 典商：当铺商人。

[6] 千金：言钱财极多。

[7] 归赵：比喻以原物归还原主，语出"完璧归赵"。

[8] 舛：不幸，不顺。

病易愈，此脉不可转也。况见肝脏，必死于立春前后。家人以余故神其说，置不信，余遂北上[1]。至冬病作，竟医药无效，于腊月廿四日终于家。余由京归，家人语其事，咸诧异焉。

[1] 北上：返回京城。

【临床思维】

因损失钱财，官司败诉，忧郁成病。"气逆症"，未详述其症状，只说"腹满身痛，转侧不安"。由"服药后气稍舒，能进饮食"推知，当有胃脘胀满，自觉气机不能下行，进食进水后更甚等表现。脉伏主郁，肝部右关脉沉坚而涩，提示肝脏可能有器质性病变。"三二至辄一息"，即脉有结象。用苏子降气汤治气逆不降，是王堉的拓展应用，与《素问·至真要大论》病机十九条所说之"诸气膹郁，皆属于肺"吻合。一般用左金丸治疗反酸、吞酸、烧心，王堉用左金丸治疗肝郁导致饮食障碍，是其独到经验。服用苏子降气汤合左金丸3剂后，症状稍有改善。复诊时针对其肝脉长，用颠倒木金散，10剂后饮食恢复正常。但左关脉之沉坚而涩并未消失，王堉由此判断"此脉不关此病"，患者除了情志病外还有肝脏的器质性病变，而且肝脏病变没有丝毫改善，由此断为死证。

内科疾病

肝郁气结，土败难愈

里中田大授，家少裕，而年老无子，妻悍不敢置妾，后以失业窘于财，郁而为病。城中有老医名荣同者，田素信之，请其诊视。荣曰：风寒外感也，散之不效。又视之曰年老气虚也，补之益甚。荣穷于术，乃邀余治。诊其肝脉滑数，脾部见弦急，且三至一息。乃曰，君所患为肝气郁结，木来侮土，土已败矣。病可小愈，命不可保也。田似嫌其唐突，请示一方，余以逍遥散合左金丸进之。数服而病减，进饮食矣。又请视之，诊其肝脉稍长，而脾脉如故。知不能愈，乃以逍遥散敷衍之。半月，精神爽健，出入游行。值村中演优戏，相见于庙庑[1]，告余曰，病已全除，当无

[1] 庙庑：寺庙的廊屋，古代村庙可设活动性戏台。

[1] 来春归：第二年春节归来。据赵珩《百年旧痕》记述，清代京官春节期间有年假，假期从腊月二十二前后开始至正月十五后结束。王堉的《醉花窗医案》中，有一小部分记载的是年假回乡期间的病案。

恐。余曰，脉至不息方可，后半年，余赴都，及来春归[1]，询之，已殁数月矣。

【临床思维】

此案未载患者之不适症状。只是从脉象断其预后。由服药后可进饮食推知，不能进食是其主症之一。即使对此必死之症，用中药也能改善症状，减少痛苦，为何不再用药继续治疗？大概古代的疾病观、生死观与现代是不同的，古代人更多只在有不适症状时才选择服药治疗，症状消失便认为痊愈而不再服药；对于死亡并不像今天这样恐惧，有时请医生并不是一定要治疗疾病，而是要判断是不是死证及何时为死期，以备后事，这在《醉花窗医案》里多有体现。

以上2则断为死证的病案及此后的"劳倦失眠，脉坏难治"案，主要都是通过关脉脉象不佳且二三至一息，经药物治疗后脉象不改变，来判断为必死之证。从西医学知识来看，寸关尺三部脉都是桡动脉的跳动，不可能只有一部脉有间歇，《中医诊断学》的授课中对于古代三部脉至数不统一的记载也是持否定态度的。但诸多医家都有这种记载，如张仲景的《金匮要略·胸痹心痛短气病脉证治》就有"寸口脉沉而迟，关上小紧数"。这种脉象的实质到底是什么，值得再深入探讨。

内科疾病

脾劳过食，误下致危

商友王定庵，幼在京，权子母，工于心计，而贪诈猾锁[1]，兼嗜面食，年四十后，得脾劳病[2]，遇冬更甚，医药数年矣。余常劝其节食节劳，而以经营生息，刻无暇晷[3]。每食过饱，则痰嗽喘满，终夜不寝。壬子冬，疾增剧，乃俛[4]余治。余进以健脾诸品，痰嗽少止，而狂啖如故，因之时发时愈。病甚则服药，稍痊则不肯，余以其不能调摄，置之不问。年终，岁事匆匆，劳扰更甚，一日早起，则面目四肢俱浮肿，而烦满益不堪，余告其同事曰：脾绝矣。尚未立春，虽交木令，尚可到家，立春后则不能矣。盖肝木克脾土，促春必难过也。同事者不为意，延之。继请一同乡

[1] 贪诈猾锁：贪婪狡诈，庸俗不大方。

[2] 脾劳病：病名，五劳之一。据《医宗金鉴》，脾劳指"饮食减少，肌肉消瘦，大便溏泄"。

[3] 暇晷：晷为测日影之具，引申为时间之代词；暇晷即空闲时间。

[4] 俛：音fǔ，同俯，即俯首而请的意思。

医视之，则曰：此水病，下之则愈矣。问用何药？则曰：舟车丸。余力陈不可，而病者误信之，急服三钱，肿未减，而卧不能兴[1]。诊其脉若有若无。同事惟恐其殁于铺，急觅车倩人送还，出京甫数日，殁于松林店。计其时，立春后五日也。吁！人生固有命，而始则不知爱养，继则不信良言，迫疾不可为，又信庸医，以速成其死，亦愚之甚矣。故录之，以为不知调摄者戒。

[1] 卧不能兴：《说文》："兴，起也"，即卧床不起，生活能力丧失。

【临床思维】

此病之主要症状为"痰饮喘满，终夜不寐"，"面目四肢俱浮肿"，发病特点是反复发作，冬季尤易复发。从这些特点来看，当属于西医学所说的慢性阻塞性肺疾病急性加重、肺源性心脏病、急性心力衰竭。王堉没有处方用药，另一医生用了峻下水饮之舟车丸。病情急转直下，很快死亡。此病在现在医疗发达的年代，也有较高的死亡率，往往需入住ICU给予心肺的脏器支持，并结合药物系统治疗，其中利尿药物是非常关键的。西药利尿与舟车丸相比，利水作用更明确，而毒副反应极小。

内科疾病

阴虚血弱，胃绝难医

邻人刘锡庆，商于楚，年三十余无子，父母共忧之。娶妻数年，百方调补终莫效。一日刘忽患腹痛，邀余往视。众以为霍乱，服藿香正气散不效。诊其六脉沉弱，知为阴虚。因曰，君腹痛必喜按，且时作时止，非常病也，且痛发必在脐下。刘曰，然。乃投以七味都气汤加肉桂二钱，两服而痛止。归后家人问其病，余曰，此阴虚血弱，腹痛易治，惟两尺细仅如丝，毫无胃气，恐命之不久也。越年许，余自京师归，已于数月前，以瘵终矣。刘本孤子，家极贫，以刘贾少裕[1]，刘殁后双亲衰独，抚养无人，兼两餐不继。见者皆恻恻[2]云。

[1] 以刘贾少裕：因刘从商，家境稍稍宽裕。

[2] 恻恻：悲痛；凄凉。

对于此案患者之死因，无从推测。王堉起笔即云"年三十余无子"，"百方调补终莫效"，已点明肾精亏虚之机。本案的启示是，治腹痛先别虚实，六脉沉弱主虚，故其痛亦虚，虚故喜按，且时作时止。用七味都气汤加肉桂，痛已止而脉未改善，故知别有他病不易治疗者。遂断以不救。

内科疾病

劳倦失眠，脉坏难治

商州[1]牧赵笏山同乡，崞县人。以进士宰秦中[2]，所至有政声[3]，丙辰夏，以天旱祈雨，夜作早兴，又商地皆山，每祷出入崎岖甚苦。秋末忽病，商僻地少医，遣干仆入省[4]，求余往治。余以需次人，不敢私出省，同乡武芝田观察，言于抚军[5]吴仲容先生，乃治任[6]随之，越秦岭[7]而视焉。至其署，笏山尚危坐[8]，议论风生。问何病？曰，夜不瞑目者廿日矣。问何所苦？则曰，胸满气急，饮食不思。茶后诊之，六脉俱形沉数，而右关毫无神气，乍沉乍浮，乍缓乍急，且二至而一息。余以脉非吉象，不便明言，乃曰，君所患为心火上炎，心肾不交故也。急滋阴以壮水，则得寐。笏山

[1] 商州：为现陕西商洛市辖区。雍正三年升为直隶州，领商南、洛南、山阳、镇安四县，直隶陕西布政司。

[2] 宰秦中：在陕西中部平原地区诸县担任县令。

[3] 政声：政绩突出。

[4] 省：官署名称，指西安府，时王堉入陕西补缺官职，于西安守沈小梅处任职。

[5] 抚军：官名，即巡抚。

[6] 治任：收拾行装。

[7] 越秦岭：秦岭位于西安和商州之间，是两地往来的必经之路。

[8] 危坐：端坐。

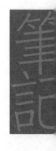

[1] 晨钟动：古代早上敲钟以报时，晨钟动约为五更。

[2] 憬然：憬，音jǐng，惊悟的样子。

[3] 扶枢：护送灵枢。

急索一方，乃以地黄汤加生地、桔梗进之。药下二刻，倦而就枕，沉沉酣睡，晨钟动[1]方起。请余入曰，真仙丹也。前屡服天王补心丹，以为睡觉良药，而竟不寐。今服君药，彻夜常眠，披衣而起，如释重负，弟病虽危，有阁下神手当无恐也。再诊之，脉似稍起，而右关依然。乃进七味都气汤，又开香砂六君汤敷衍之。亟欲归省，而笏山再三款留，不得已为延三日。临行笏山食亦少进，起坐颇自如，嘱余笔论其病，余乃书曰：金水不生，脾胃枯竭，窒欲惜精，少思淡食，一阳始生，病将自绝。笏山铭之。余归途无事，戏作挽联云："越秦岭而视君，愧余寡术。牧商山而怀古，想尔同仙。"入省后，芝田问笏山之病何如？余曰：必不起！曰：何故？曰：脉已败坏，焉得不死。因告以已作挽联，同人皆笑，芝田阴为料理身后，至十一月二十四日殁于署。其弟来省交代，余即书前联挽之，并道及论病数语。其弟憬然[2]曰：阁下何神哉！叩头而去，扶枢[3]归焉。

　　因失眠二十余日就诊，兼见胸满气急，饮食不思。由六脉沉数，知阴分不足，且有郁热在内。天王补心丹为治失眠良方，但其治在补养心血，治肾之力弱。六味地黄丸补肾阴之力强，加生地、桔梗即参考了补心丹之义。断其死，是因其右脉不因治疗而好转。

五官及外科疾病

凡眼疾有内外之分，前人虽谓眼无火不病，然火有虚实，病有内外。如暑天酷热，天行暴肿，羞涩难开，此外症也，但用黄连、蝉蜕等洗之即可。

耳主肾，肾气壮则耳通；肾气虚则耳闷；肾气寒则耳枯；肾气热则耳塞。

阴热目痛（目病）

五官及外科疾病

[1] 货药于乡：在乡里行医卖药。

[2] 甲辰：1844年，即道光二十四年。

[3] 设席：古人饮宴时铺设坐席。后因以"设席"指设宴，置办酒席。

郭鹤轩名昌年，医士也，货药于乡[1]。甲辰[2]夏，忽患目痛，因自知医，用黄连、山栀、菊花、薄荷之类清之，转益增剧。不得已，延余视之。观其不红不肿，又无翳障，惟黑珠起红一点。诊其脉搏，沉数细弱，知为阴虚血热，郁于肝脏，无怪寒凉之不应也。因以杞菊地黄汤易生地而投之。一服而疼减，三服而红点除，疼全止矣。遂设席[3]请教，乃告之曰：凡眼疾有内外之分，前人虽谓眼无火不病，然火有虚实，病有内外。如暑天酷热，天行暴肿，羞涩难开，此外症也，但用黄连、蝉蜕等洗之即可。如湿热内淫，脾胃郁火，因而攻目，必兼头晕口渴、上下眶暴肿，此内实热也。可下之。若夫不红不肿，又无翳障，断为阴热无疑。君用寒凉，截其发生之源，能无增剧乎。经云："阴虚生内热"，又云："乙癸同源"，又云："壮水之主，以制阳光"。合此数者观之，其用丹溪之法必矣。若夫阴虚而寒必生翳障，转成大症，又不可同日而语矣。鹤翁乃谢不敏。

【临床思维】

主因目痛就诊。先望诊其局部，无目翳，说明非外科范畴，不红不肿，说明非实热之证。黑珠在五轮里对应肝，"黑珠起红一点"提示肝经有热；切诊其脉沉数细弱，沉主阴分，数主热，细弱主阴不足，故云"阴虚血热，郁于肝脏"，遂用杞菊地黄汤而愈。

阴虚肝郁，双目痛楚（目病）

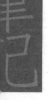

[1] 踵门：登门，亲自上门。

[2] 函：信件。

[3] 县庠：县学。庠，古代地方学校。

[4] 舌耕于祁县：在今日山西祁县课徒讲学。

乔某之子名夏清，忽踵门[1]，先以函[2]入，拆视之，词极文雅谦抑，延之入。问之，已入县庠[3]。据云一别十余年，家道零落，又以嫂氏妒悍，避其虐，舌耕于祁县[4]。春来乍得眼疾，两珠痛楚，夜则尤甚。易数医，无少效。因忆前治家君之病，甚有确见，故特来请治。余拨其眶视之，则黑珠周围起白膜，带二三红血点。诊其脉，则左关弦滑，尺微细。乃曰，此阴亏肝郁也。幸未久，尚无害。若再迟数月，则生外障，翳膜遮睛，则揭去匪易。乃先开一疏肝散，又继以杞菊地黄汤，二方并付之。告之曰：先服疏肝散三四剂，痛当止；继服地黄汤不十剂，当无事矣。每晚临卧，以火酒[1]洗之，避风寒辛热，遥遥数十里，可勿再来省往返[2]也。夏清揖而去。半月后，忽自称谢，谓目疾痊愈，专申感悃[3]，并偕邻村郭某来云，亦有病求治，余适在城中宴会，未及见，后不果来。

[1] 火酒：即可点燃的高度酒，后亦指酒精。

[2] 来省往返：省，此处应指太原府，由此推知，王堉亦在太原居住过。

[3] 悃：至诚，诚实，诚心。专申感悃：专程来说明感谢的诚意。

【临床思维】

　　主因眼珠疼痛，夜间尤甚就诊。望诊可见有目翳，兼见血点。切诊左关脉弦滑，知其肝郁，尺脉微细，知其阴虚。先用柴胡疏肝散疏肝止痛，再用杞菊地黄汤补其肾阴，这种分别用药，逐个击破之方法，在今日已少用，但实为中医临床实践最佳用药方法。外治之法用火酒洗双目，火酒洗即用高度酒点燃，以双手蘸取燃烧之酒，清洗眼睛。此法，在民间多用以活血化瘀止痛，跌打损伤的应用中尤多。

忧郁致疾，腿目渐废
（目病）

[1] 童军屡蹶：科举考试不顺利。

[2] 怙恃：本意为依靠、依仗，后来用"怙恃"为父母的代称。少失怙恃，即少年失去父母。

[3] 鳏：无妻或丧妻的男人。

[4] 茕无子嗣：独自一人，而无子女。

[5] 秦：陕西，时王堉入陕西补缺。

[6] 经理馆事：管理教学事宜。

[7] 旋里：返乡。

[8] 朝邑主薄：朝邑县主管文书的佐吏。朝邑，古代县名，此地临黄河，素有"水旱码头"之称，1958年因修建三门峡水库，撤县改为朝邑镇并入大荔县。

[9] 幕：幕府聘用的僚属。

[10] 宾东：语出《仪礼·乡饮酒礼》："主人降席，立于宾东"，后代指宾客与主人，多用于形容幕僚和官长。

李莲芳茂才，少与余共笔砚，后以童军屡蹶[1]，商于楚。后失业归，复矢志功名，遂入县庠生。莲芳少失怙恃[2]，三娶而仍鳏[3]，茕无子嗣[4]。丙辰余自京归，已败累矣。以忧郁故，腿渐废，目渐瞽。然步履出入，尚可作字。悯其贫，携之入秦[5]，经理馆事[6]。继，余以内艰旋里[7]，念莲芳无依，因荐于朝邑主薄[8]冯子安作幕[9]，冯亦同乡，又杂职，莲芳虽非素优，然小心持算，无不井井有条，宾东相得。而莲芳私念年逾五旬，妻子全无，顾影增凄，倍形忧郁，明年秋，单车而归。余以为宾东[10]不合，急视之，则莲芳两目起外翳，腿迟重不

五官及外科疾病

可曲伸，且冯以缺瘠告病[1]，不得不归矣。因求余治其目与腿。余诊之，心肝弦急，两尺似有似无。仓卒难显言，因劝旷怀自慰，病非旦夕可疗，静心调摄数月，再作计议。莲芳听之，而家计寥寥，益不自释，目益盲，腿益滞。

有赵城眼医[2]，名家也，一年来介两次，凡外障虽数年，无不针之而愈者。余甚佩服。急请视莲芳眼。医审视之曰，障皮尚嫩，恐不胜针，再数月，皮厚色苍，一拨而去矣。眼医出告余曰，瞳仁已坏，治之亦断不效，不如听之。前乃托言耳。半年许，果殁。余挽一联云："君罪伊何，乃如左邱[3]盲目，孙子[4]病足。天心莫测，竟使黔娄[5]失妇，伯道[6]无儿。"

[1] 缺瘠告病：缺瘠，收入匮乏；告病，官吏以病为由申请退休。

[2] 赵城：现山西洪洞赵城镇，位于山西南部，距离介休约60km。

[3] 左邱：即左邱明，春秋时鲁国的太史。失明后作左氏春秋。

[4] 孙子：指孙膑，战国时人，庞涓嫉其能，断其右足。

[5] 黔娄：春秋时齐国人，贫而不仕，有清名，死后其妻能继其志，保其名。比喻莲芳比黔娄更为不幸。

[6] 伯道：晋邓攸字伯道，以其子代侄死，后竟无嗣。

【临床思维】

因人生坎坷，忧郁成疾，视物昏眇。王埴初诊时，心肝脉弦急，说明肝郁扰动心神情形严重。两尺似有似无，说明肾阴亏耗明显。此时非药所能治，故令旷怀自慰，静心调摄。赵城眼医诊治时，知其"瞳仁已坏"，当是眼底视神经之病变。

阴火上冲，以致耳聋
（耳病）

[1] 直隶：即现在的河北。

[2] 藩库厅：清代布政司所属之库，管征收田亩赋税杂役之事。

[3] 以名家子，赴直候补：此是简述张一端之宦海经历，因名门之后而获官职。

[4] 觞豆之会：觞豆，指饮食之具；觞豆之会，即今天所说的聚餐。

[5] 犹子：即侄子。

[6] 消夏之会：夏日举办的聚会活动。

[7] 流黄汁：自耳中流出黄水，可见于化脓性中耳炎。

直隶[1]藩库厅[2]张一斋介人也，以名家子，赴直候补[3]。内艰归里，与余时时作觞豆之会[4]，人亦潇洒不群。以其犹子[5]张文泉司马与余为同谱，故叔呼之。庚申夏，忽患耳聋，人与言者，必大声疾呼方可。适余约作消夏之会[6]，入门与语，貌甚痴。怪问之，方知其聋。谈次便请一诊。问其得自何时？曰：四月中旬。延医数四，皆以为肝气，用平肝药数十付竟不效。乃诊之，觉其六脉沉而数，兼带弱象。因告之曰，此阴火上冲也。耳主肾，肾气壮则耳通；肾气虚则耳闷；肾气寒则耳枯；肾气热则耳塞。君所患乃肾热，绝非肝气，吾乡小儿多患此，甚则流黄汁[7]，一予散肝，不益悖乎。一翁[1]问服何药，乃以知柏地黄汤进。一翁似嫌过凉。余曰，长夏气冲，兼胃中有湿热，必无碍。但耳不聋，则勿服也。否则须服麦味地黄丸，其功稍缓。一斋归而服之。余略不记忆，越年许，与其兄张立翁茂才谈及，方知四付耳即通。因忆其事，申谢再再。

[1] 一翁：对张一斋之尊称。

【临床思维】

主因耳聋2个月余就诊，从肝治不效。王埧诊六脉沉数而弱，断为阴火上冲。在《醉花窗医案》中，"脉沉数"屡次出现，此为辨别阴分有热，阴火内炽之指征，对应方剂为地黄汤加减。此患者因尚有胃中湿热，故予地黄汤加知柏。

发颐（头面病证）

　　小梅之次媳，初秋忽患项脖肿痛，延一医视之曰：此厥阴瘰疬也。外贴膏药，内服疏肝解郁之剂，五六日来并无功效。其夫似竹延余视之，见其高肿焮红，按之坚凝，知非瘰疬。问初发时寒热否？曰，不但寒热，并带头疼，且头目眩掉，时时有汗出。按其脉，两寸浮数。乃曰，此发颐病，并非瘰疬。盖内蕴积热，外伤于风，以致火郁经络，四体不舒，骨节烦痛，若作瘰疬治，失之万里矣。且贴膏敷药，势将破溃，遂至缠绵，愈且无日，急命去其膏，用通草汤洗净，投以连翘败毒饮，越日而痛止，再服而肿消，五日后全清矣。

【临床思维】

　　主因项脖肿痛，伴恶寒发热、头痛汗出1周来诊。初诊为他医认为厥阴瘰疬，厥阴瘰疬为内伤杂病，因肝气郁结使然。此患者有表证，切脉两寸浮数亦提示有外感于上焦。治疗当散风清热，予连翘败毒饮。用通草汤洗局部起洁净消毒之作用，为外科常用方法。发颐，《医宗金鉴·外科心法要诀》云："发颐肿痛结核般，经属阳明身热寒，伤寒疹毒汗失表，肿至咽喉调治难"，此病对应西医学之化脓性淋巴结炎等。

五官及外科疾病

中风臂痛（肢体病证）

（祈寿阳）仲秋又苦臂痛，使部曹[1]某治之，乃为部曹述前病，并道余治之之法。部曹乃因而附会曰：王某之言诚然，今之臂痛，仍系痰之为害，不早除之成瘫痪。乃以大秦艽汤进。药甫入口，痛益增，不可屈伸，次早而寝食俱废。仍使其子子禾部郎[2]延余，急往视之，脉浮而弱，而津津有汗出，而神气清明，语言便利。乃告相国曰：此肩臂中风而痛，病极微末，部曹小题大做，用秦艽汤，岂知秦艽汤以十全大补为主，风在皮肤，以疏发腠理为要，兹用参芪固之，岂非益之痛乎？老师勿为所惑，药三进必无苦矣。因进东垣羌活胜湿汤，加威灵仙、苍术各二钱，一进而

[1] 部曹：所属部下官员。

[2] 部郎：部，指吏、户、礼、兵、刑、工等六部；郎，泛指部里的中下级的官员。

[1] 以书名：以书法而闻名。

[2] 持纸素索书：拿着纸张讨求书法作品。纸素：供书写或绘画用的纸张或绢帛。

[3] 因循：敷衍怠慢。

[4] 搦管：管即毛笔，搦管是执笔的意思。

[5] 高科：科举高第。

[6] 避三舍：比喻对人让步。比喻祁寿阳相国对王堉医术十分敬佩。昔欧阳修读苏轼书曰："老夫当避路，放他出一头地也"，亦有此意。

痛减，三进而若失。越日谈及，曰：中风之言不谬，余以书名[1]，持纸素索书[2]者颇多，因循[3]堆积未暇搦管[4]，尔日无事，开窗作字，窗外多竹，适风起觉冷，晚而痛作。子言之，余忆之矣。然何以所用皆汗药？余曰：老师营心经济，医道小技，究未深考，羌活、藁本，乃太阳皮肤疏散之药，非发汗也。汗症用之者，以其能开腠理，非谓能动汗也。相国惊曰：此言更觉入微，医家多不识此，可谓才大于身，心细如发矣。君少年乃造诣如此，将来必岐黄中自树一帜，勉之哉！具此才思，早缀高科[5]，老夫当避三舍[6]。余惶愧而退。在陕需次时，相国来书，尚称之不已。

【临床思维】

主因臂痛求诊。前医首以瘫痪先兆诊治，用大秦艽汤不愈。王堉诊治，先鉴别诊断，由神气清明，语言便利，除外脑血管病。诊脉浮而弱，且津津有汗，此乃太阳中风病，病由风邪中于肌腠使然。祁寿阳回忆发病前确有受风的病史。用羌活胜湿汤加威灵仙、苍术散风而愈。

寒湿下注，关节疼痛（肢体病证）

介之罗王庄张冠英，家称小有[1]，继娶吾里中李姓女。得腿病，骨节痛楚，不可屈伸，且时作肿，卧床已半年矣。延医视之，或以为下痿，用虎潜丸补之；或以为瘫痪，用续命汤散之，皆不效。其内弟请余往治。余诊六脉缓大，告之曰，既非下痿，亦非瘫痪，所患乃寒湿下注，关节不灵，肿痛必在关节，病虽久，可治也。乃先进羌活胜湿汤加牛膝、防己以疏利之。三服后，杖而能起。又往视之，投以五苓理中汤，四服后，肿痛全消。意不愿服药。余曰：湿气未清，恐将复作，不如多服，以免后患。张听之，服药二十余剂，乃以酒肉来谢。余告以谨避风寒湿气。相

[1] 家称小有：薄有资财之谓。

隔十余年，余见于其戚家席上，称健
步焉。

【临床思维】

因膝关节肿痛，不可屈伸求诊。首用虎
潜丸不愈，知其非虚证；继用续命汤不愈，
知其非风痹。六脉缓大，非风即湿，散风之
法不效，则余祛寒湿之法可用。用羌活胜湿
汤散寒湿，加牛膝、防己引药下行。3剂后经
脉之寒湿凝滞已解，再用五苓散合理中汤温
化体内之寒湿。且能温中健脾，杜绝生湿
之源。

五官及外科疾病

笔记

湿痹似瘫（肢体病证）

介之田村乔某，忘其名，年老得痹疾，或手或足，痛发左右无定。医药数辈皆以瘫痪治之，药不啻千百剂，竟罔效。委顿经年[1]，已为治丧具[2]矣，而痛则饮食二便尚无大害。其里中有商于都者[3]，知余名，因嘱请治。余至其家，未见病人，先问其子曰：遵大人是何病？其子以瘫痪告。余曰：老年人得此病十无二三愈者，恐治之亦无益也。然既来不得不一视之。入其室，则病者拱手称谢，问答数语，口舌便利，视其口眼无歪斜状，神气亦清。乃问手足麻木乎？曰，并不麻木，惟有时作痛，不可忍耳。因诊其脉，六部俱缓而沉，兼带弱象。告之曰，君所患乃湿痹，既非瘫

[1] 委顿经年：委顿，疲困；经年，形容时间长久。

[2] 丧具：丧事所需棺材、衣物等。

[3] 商于都者：在京城做生意的人。

229

五官及外科疾病

[1] 非人不行：非要借助别人的帮助不可。

痪，又非痿症。盖寒湿着于皮肤，四肢重滞，每转侧则重不可举，如移山挪石，非人不行[1]。病者曰，不错，不错，先生所认既真，急请施方，必可愈也。余曰，愈则可愈，然无速效，须服药数十付，起居调摄，乃杖而起，早亦在三月外，迟则半年。病者曰，但求病愈，何必急急。乃先以五苓理中汤加附子、苍术进之。五服而痛少止，肚腹宽，饮食进。又易羌活胜湿汤加牛膝、肉桂等类，命多服之，半月痛全止。惟举动艰滞，步履尚难。更以白术附子汤，加松节、萆薢等。命十服后，丸服之。更命每早晚遣人扶掖，往返数十步。不必再视也。病者遵之，越三月，趋车备物衣冠而来，见其行走如常，而履阶遇限，尚多不利，急遣还而养之。冬十一月遇于城中酒市，则指挥如意，毫无痛苦矣。此事相隔十余年，辛酉其子来求治眼，谈次具陈本末，乃始忆而录之。

主因周身关节游走性疼痛经年就诊，从瘫痪论治不效。望诊见其神清，肢体活动灵活，无口眼歪斜。闻诊口舌便利，已可知其非瘫痪（即脑血管病后遗症期）。切诊脉缓沉而弱，脉缓见于沉部，乃湿阻于内之象，先用五苓理中汤加附子、苍术温化体内之寒湿，5剂后胸腹舒畅而饮食进；继而用羌活胜湿汤加牛膝、肉桂散经络之寒湿，15剂后痛止；再用白术附子汤加松节、萆薢温经络之阳气。此案之治疗先里后表，上则医案（寒湿下注，关节疼痛）先表后里，可对比学习。

湿痰流注（肢体病证）

[1] 会垣：即省城，山西太原府。

[2] 破题：唐宋人诗赋及明清八股文的起首，用一两句话剖析题意，称为"破题"。

风寒暑热，饮食劳倦，内因外因，病各有一定之证，一定之脉。惟痰之为病，奇奇怪怪，实有千变万化之势。凡不可名状，无从考核者，大抵皆痰为之也。

同年李友兰，亦精医理。辛亥秋在会垣[1]闲寓，得痛病，或手或足，或头或腹，或腰或胁，发无定时，亦无定处。自以为痹病，用续命汤不效。又以为寒，用麻黄汤亦不效，一日与余闲谈，告余曰：弟病实不可测。余请一诊，则脉缓而滞，乃告友翁曰：君之病乃湿痰流注也。欲再言，友兰顿悟曰：不差！不差！余已知之，君破题[2]下文我自作也。相与一笑。越两日，病良已。问服何药，友兰曰：簡中人[1]岂烦明言，君试言何药。余曰，不过二陈汤加苍术、姜黄、羌活、独活也。友兰出方示之，种种不谬。石虞琴广文在座，叹曰，二公可谓心心相印矣。

[1] 簡中人：此中人，局中人，常指深悟其理或亲历其境者。

【临床思维】

此案患者症状为周身游走性疼痛，极符合风邪善行数变的特性，但用续命汤散风邪后并未取效，用麻黄汤温散亦不效。王堉诊其脉缓而滞，脉缓，非风即湿，滞，有形之物阻之，怪病多从痰治。故用二陈汤祛痰，加苍术、姜黄、羌独活引经而愈。

阴疽发背（疡科）

五官及外科疾病

[1] 西人：山西人。

[2] 质库：将钱借给典押物品的人，以收取利息的店铺。

[3] 经纪：即经营管理者。

[4] 零丁：孤单没有依靠的样子。

商人某，不知姓名，亦西人[1]，在质库[2]为经纪[3]。秋后疽发于背，延医治之未效也。一日其弟专车到门叩头迎余。问何病，则曰：背疽。余以医疡甚污秽，辞以不能外科，宜请专门名家治之。其弟曰，已请疡医数辈，俱曰阴症不能治，念兄弟零丁[4]，千里投商于京，兼获利无多，倘有不测，骸骨亦难归里，请君一视以决之，必不可为，亦不怨也。余以情词哀切，至，则肺俞处，溃烂口如茶碗大，不红、不肿、不痛，肉色带青，流出粘黄水，非脓、非血。而病人昏昏欲睡，精神全无。余曰，疡医谓是阴症，良不谬。然转阴为阳，尚有方术，何竟无知之者。其弟急请之，余曰，此病余实不能动手，况此时外治亦无益，须建中提气，觉肿痛则有望矣。乃开补中益气汤，重用参芪，并加桂附干姜命服之。越二日，其弟又来曰，家兄疽已红肿，精神顿生，饮食小进，请施外治。余辞曰，外治则吾不能，宜仍请前外科家治之，彼能动手，必无虑矣。乃延前疡医敷药去腐，凡二日一洗涤，半月后疮合而愈。

【临床思维】

此患者为阴疽发背。辨阴证之要点为，局部无红肿热痛，肉色青，流黄黏水，全身状态则见精神萎靡不振，类似《伤寒论》218条所说之"少阴之为病，脉微细，但欲寐"。治法在于补气温阳托毒外出，由阴证转阳证之标志，为局部变得疼痛、红肿。用大剂补中益气汤加肉桂、附子、干姜2剂即由阴证转阳证了。但外科病之治疗，局部清创引流至关重要，故王堉仍建议由疡科医生用外用药物化腐生肌，按时换药。

臁疮外症（疡科）

臁疮外症，极为缠绵。幼时尝见患此者，脓臭浸淫，经年溃烂。治之法亦颇多，而奏效殊非易事。

辛亥岁，家君曾患此病。洗敷百施，时发时愈。继有县之西堡村，多福寺僧，名钟灵者，祖传外科数世矣，极有把握，乃请治之。钟灵来视，则曰，此臁疮也，最畏散药、膏药。若用膏散，必致增盛。生豆腐最好，但切薄片，用暖水泡过，日日更易，不半月必愈矣。家父如言贴之，果克期而愈。

后余亦因磕伤发溃，渐致成此疮，亦用豆腐贴之，口渐敛而痛时作，又有邻人教以黄蜡化融去尽烟，加松香末少许，摊竹纸上贴之，果痛止而愈。

以不紧要之药，治最缠绵之病，功如反掌。乃药病贵相投，不在贵贱也。故志之。

豆腐，《本草纲目》载其有宽中益气，和脾胃，消胀满，下大肠浊气，清热散血功效，又转引《拔萃方》云：杖疮毒肿，豆腐切片贴之。豆腐多由黄豆做成，加卤水或熟石膏水点之而成。笔者幼时听祖母讲，旧时小孩病痘疮，用生黄豆捣碎外敷以拔毒排脓；笔者在家乡诊治疾病时，听一病者讲一效方，头皮疮流注不愈，用生黄豆一把加白矾一撮炒黄，碾细末外涂即愈。而熟石膏尤为外科敛疮圣药。不知黄豆之解毒拔毒、石膏之敛疮功效，与此处之豆腐治臁疮是否有关。黄蜡即蜂蜡，具有解毒，敛疮，生肌止痛之功效，常用于诸疡不敛，臁疮糜烂，外伤破溃，烧烫伤等。松香外用有祛风燥湿，排脓拔毒，生肌止痛功效。

237

阴虚血热，误用桂附
（痔疮）

[1] 隐疾：隐讳难以告人的疾病。

商友梁某，素有痔，兼好鸦片，发则痛不能起，且有隐疾[1]，未尝告人。一日痔发，不可忍，延一南医治之。梁素弱，面目削瘦，饮食不思，南医以为虚也。用桂附补之，二日而腹膨如鼓，烦闷不安，因而痔益增痛。急延余往视之，脉细数而有力。余曰：阴亏血热，且增烦躁，故痔作。鸦片最燥肺，肺主气，气燥而血亦不润矣。再以桂附火之，无怪其增痛也。

昔人虽谓痔有虚实，而未有不由湿热内蕴者，先清其热，则痛止。遂用槐花散加归芍而进之，夜半痛少止。次日又往，则进以归芍地黄汤，十日而愈。他日告余曰：不惟病愈，痔亦愈。余曰：痔何能去？特血润则不痛矣。须薄滋味，谨嗜欲，节劳逸，方可渐望其去。否则，发作无时。目中所见，固少因痔而死者，亦少治之痊愈者。梁首肯。后余以内艰归家。越三年余，梁来信云，本年痔发特甚，惟服君前药少止，然成长命债[1]矣。

[1] 长命债：指长期拖欠的债。

【临床思维】

　　此案因"面目削瘦，饮食不思"求诊，前医误以为虚证，用桂附诸药增补。王堉诊脉细数有力，知阴分有热，用槐花散加味，是治痔疾之专方。1剂痛减，再予归芍地黄汤专养其阴血十余日，痛全止。从医案记述可知，此是王堉在京城时所治疗的病案。

妇产科疾病

人身之气血，相须而行。若置气而理血，断无效验。且人以胃气为主，乃一身生化之源，而胃经多气多血，气舒则血行，气结则血滞，气热则血凝，气寒则血少。前人调经诸方，理血无非理气也。

食积经闭（调经）

妇人经闭一症，其因多端。而各有虚实之分。审其实而攻之，察其虚而补之。偶一不慎，致祸尤速。

友人王福友之妻，少以贫寒致痞疾[1]，适王数年，面黄肌瘦，月事不至，至或淡少，久而腹痛增胀。延医视之，见其形症，皆以为虚，补之不应，而王固粗质，亦任之。半年腹大如鼓，见食辄吐，渐至不起，乃邀余治，诊其六脉坚大而迟，知为寒凝食积。问曰：胃中按之有坚块否？病者曰然。告曰，此自幼生冷风寒伤胃气，故甚则增痛，且四肢发厥，盖虚人实症也。不温胃以散其结，则气凝而血必闭，无怪补之增剧。乃以五积散投之，两服而腹稍舒。又以

[1] 痞疾：一种慢性腹内郁结成块的疾病。

妇产科疾病

香砂平胃散合乌药散并用之。有邻人素看医书，见方诧曰，病属经闭，治当行血，乃用消食之剂，无乃非法。余曰，君自不信，看药后效验何如。王命其妻服之，越两日而下秽物，腹膈顿舒。又命常服香砂养胃丸，廿日余而月事至矣。

邻人请其故，告曰：人身之气血，相须而行。若置气而理血，断无效验。且人以胃气为主，乃一身生化之源，而胃经多气多血，气舒则血行；气结则血滞，气热则血凝；气寒则血少。前人调经诸方，理血无非理气也。今王某之妻，气为寒食凝滞，故血亦不行，非血本亏也。若用四物等类血药多凉性，转于胃气有碍而愈不行。今以祛寒消食之品投之，气温则行，食消则通。气行而通，血不通者，未之有也。闻者首肯再三，凡有疑，辄质问焉。

笔记

主因经闭半年，伴见腹大如鼓，见食辄呕求诊。曾用补法治之皆不效。望诊可见面黄肌瘦，提示虚证；而切诊六脉坚大而迟，提示实证。问诊自幼生冷风寒伤胃，常有胃痛发作，痛甚则四肢厥冷。六脉坚大而迟，只能提示病性属实证，而不能断定是何种邪气，结合素有胃痛病，且刻下见食物则呕吐，考虑为寒凝食积。先予五积散，以散气、血、痰、饮、食五积，服用2剂觉腹部稍舒适。气机已被药物调动，则应稍减行散之力，故用香砂平胃散专祛胃之寒湿食滞，合以乌药散调理下焦气血。服用2剂后大便畅解，胸膈顿舒。再用香砂养胃丸调补胃气以治本，冲脉隶属于阳明，阳明气血充盛，则冲脉自能以时下。服用20余剂后，月经乃通行。

气滞经闭（调经）

又邻人李寿昌之妻，年四十余，忽患经闭，其夫素务农，日用颇窘，兼无酒德[1]，醉后辄加诟厉，妻久而郁结，遂成病。适夏间阴雨，李忽踏泥而至。问何为？曰，家人病甚，拟请诊视，余问何病？则曰：经闭数月矣，此时腹中胀痛，饮食不下，人皆以为蛊[2]。请一视之，果不可治，亦听之矣。问身体肿否？曰，不肿。乃曰，不肿则非蛊也。问痛多乎？胀多乎？对曰：痛有止时，胀则时时如此，几乎大便不利。余曰，此气滞碍血也，无须诊脉，但服药三四付，则病愈。李曰：不如一诊，较为稳当。余曰：此病显而易见，何在诊脉，尔无非愿病愈，但能病愈，何必诊也。

[1] 酒德：谓饮酒后之品性。

[2] 蛊：此处指腹部臌胀的疾病。

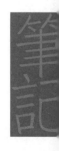

乃处以本事琥珀散，命服四付。李持而去，余亦忘之。至中秋晚餐无事，余巡行田垄间，李忽携镰自禾黍中出而叩首，余惊问何故？对曰，内人服君药一服，即胸膈雷鸣下气而胀减，再服之，病全失矣。余以其病已愈，不必再服，至今月事不愆，饮食壮健，真仙方也。以农忙未得叩谢，兹遇君敢申意也。余笑而扶之起。说麻问稷，日暝[1]而归。

[1] 日暝：指黄昏时候。

【临床思维】

主因闭经数月伴腹部胀痛，纳差求诊。此案只通过问诊即处方药。通过问腹中胀甚还是痛甚以辨别病之在气还是在血。痛时作时止，可知不在血分，血分必痛有定处。胀始终不减，且大便不利，知气机不畅。故断为因气滞碍血。乃用本事琥珀散。服1剂即胃肠蠕动明显增强，矢气而胀减，服用4剂后病愈。此病是从气滞碍血立论，但观本事琥珀散方，却是以治血分药为多。

妇产科疾病

肝热郁血（调经）

（祈寿阳）相国之长媳，子禾之夫人也。性颇暴，而相国家法綦严，郁而腹胀，月事不至者两度，人世间以为孕，置而不问，且子禾未获嗣，转为服保胎药，则胀而增痛。一日子禾公退，偕与往视，诊其左关弦急，乃肝热郁血，以逍遥散合左金丸处之，子禾恐其是胎，疑不欲服，余曰：必非胎，若胎则两月何至如是，请放心服之，勿为成见所误。乃服二帖，腹减气顺，惟月事不至。继以加味乌药汤，两日而潮来，身爽然矣。至是每病必延余，虽婢仆乳媪染微恙，皆施治矣。

【临床思维】

主因月经2个月不行，兼腹胀求诊。从外观和脉象知其并非有孕，脉象左关弦急，不见滑象，知其非孕；腹部外形胀大明显，非孕2个月之外观，故知非孕。先用逍遥散合左金丸疏肝气，再以加味乌药汤调经血，乃愈。

胃热血结（调经）

里中钮某之妻，体素壮，忽患月事不至。始以为胎。久而腹痛，又以为虚，补之益甚。留连数月，腹大如鼓，饮食不思。迎余治之。诊其脉，两关坚劲。问发渴乎？曰，前半日多渴，后半日方可。余曰，此胃热血结也。寻常必患胃热，发则胸膈如烧，甚则发咳，痰必稠。病者曰，良是。先以三黄四物汤破之，二服后下紫块十余，腹少减。又以两地地黄汤加山栀、连翘、通草，叠进之。逾月而潮至，然前后尚不齐也。命常服归芍地黄汤，数月后，如期血至，久而受孕矣。

【临床思维】

主因腹痛，腹大如鼓，饮食不思求诊。切诊两关坚劲，知其为实证，问诊渴甚知为胃热。方用三黄四物汤，黄连、黄芩、大黄所以清其胃热，四物汤所以行其血滞，服用2剂后，大便畅解，腹胀缓解。继而用六味地黄汤加生地、山栀、连翘、通草养其阴血兼清余热。服用1个月后月经来潮，而周期尚不齐。最后用归芍汤补气养血。随病机之演变灵活处方，次序井然，服药数月后痊愈。

脾虚食滞，月事不调（调经）

越数月，余送堂几府试[1]，与观察[2]日日见面。

谈及其如君[3]云，癸水不调，脐腹常疼，精神委顿，饮食不思，偶受孕，三四月辄坠。前在崞，曾服药无数，兹又请教授齐老师治之，又请府幕[4]钱老夫子治之，病仍不愈。皆以为瘵矣，请一决之。如君出则荆钗裙布[5]、寒素[6]依然，向余展拜，余答之。诊其脉则六脉俱虚，而无数象，右关尤甚。告观察曰，此乃脾虚土衰之证，故精神少，饮食滞。至月事不调，怀孕辄坠，则中气不能健固之故。极可治。但须积日累月，非旦夕可愈之病也。若迟延不治，则久而泄泻，或久而咳嗽发热，面赤恶寒，

[1] 府试：科举时代府一级考试，此处是去汾西州参加考试。

[2] 观察：即前文榆林观察武芝田。

[3] 如君：妾之别称。

[4] 府幕：府署的幕僚。

[5] 荆钗裙布：指荆枝作钗，粗布为裙。形容妇女装束朴素。

[6] 寒素：朴素、简陋。

真痨症矣。余先进以六君子汤加益智、干姜、芡实，命服八剂后，服资生健脾丸。观察问，丸药服几斤？余曰，多多益善。

后余归介[1]，观察解帐[2]归峄。二年后，在会垣见其长子，问前病状，则曰，迩来体甚壮硕，去年冬，竟举一女，家父犹时时道及而铭感焉。

[1] 介：山西介休。

[2] 解帐：古代设帐授徒讲学，故辞去讲学职务称为解帐。

【临床思维】

主因月经不调，脐腹疼痛，神疲纳差就诊。曾有几次自然流产史。望诊未见明显异常，切诊六脉俱虚，右关尤甚，提示脾虚土衰。先用六君子汤后加益智仁、干姜、芡实温振脾阳，开胃进食。8剂后，用资生健脾丸，缓缓调补脾胃之气阴。由此案尚可知，古人服用丸药都以斤计算。慢性病，积年累月，非旦夕可愈。

年老血崩，阴阳两虚（调经）

邻人刘锡庆之姊，三醮而仍寡，年近五旬，忽患血崩，村医以为蹉跌[1]，用发灰、地榆类涩之而不效。经月余，来邀余治，见其面白如灰，气息仅属，甚不堪。视其脉则沉细迟弱，凡虚象无所不有。乃曰，此病危如朝露，过半月，恐不救也。又贫寒难事药饵，急欲辞归，其婿忽止之曰：岳母病如可愈，药钱我任之，万一不救，则不必矣。余感其义，乃告之曰：君热肠如是，余当竭力，虽无旦夕效，然性命或无碍也。投以大剂六味回阳饮，二日而精神起，然崩则如故。其婿来曰，命似可救，而血崩不止。余曰，君无虑，止血崩实易事，但岳母阳阴两虚，不固其气，血崩

[1] 蹉跌：失足跌倒。

251

难止。今有回阳饮以作其气，再用提补，靡不效矣。又投人参养荣丸，加柴胡、升麻以提之，又加芡实、龙骨以涩之，凡五进而血止，因命专服人参养荣丸，两月后，偕其婿来敛袵拜谢。就内人取针线数事而去。越数日精心密缕[1]，封而呈[2]焉。并云贫无可酬，聊以手指答救命之恩云耳。

[1] 密缕：缝制得十分细密。

[2] 封而呈：用密封物封装后恭敬送上。

【临床思维】

此案主因老年血崩，半月不止求诊。望诊面白如灰，闻诊气息反常，切诊脉象沉迟弱，皆是阳气将脱之象，此由失血过多，气随血脱所致。此时治疗当回阳固脱保命为先，故予大剂六味回阳饮。服药2剂后阳气渐回，精神好转，而经血尚未止住，复诊用人参养荣汤加味益气升提，收涩止血，5剂后血止。本案诊断当为"老妇血崩"，在《傅青主女科》有七味桑叶饮治之。本案用六味回阳饮、人参养荣汤为治其气随血脱之变证，而非治老妇血崩之常法。

妇产科疾病

笔记

脾虚血崩（调经）

戊午秋，张七兄亲家之夫人，继室也。即前病喉痛者之姑，年未四旬，得血崩疾。其家富甲一乡，因距城颇远，恐有仓猝病[1]，医药不便，乃设药肆于家。而乡中贫苦者，辄造[2]而请视疾，故亦时时观医书。以夫人病崩，自用血余散止之不效。更一医，又以为热，用寒凉清之，转益甚。乃嘱张俯求余治，余以路远辞，而张哀恳至再，不得已，随之去。入而视之，见病者面如石灰，唇指皆白，知为血虚之极。乃诊其脉，则微弱特甚。乃曰，此中气下陷，脾虚不能摄血，故崩不止。再服寒凉恐血脱也。此时不宜峻补，但提其中气。气能统血，则崩自止。涩之，截之皆非法。

[1] 仓猝病：急性病症。

[2] 造：前往。

因为开补中益气汤，宋似嫌其平平无奇。乃告之曰，君曾读医书，不闻士材先生之言乎，其云："补气有行血之功，补血无行气之理"，二语极为明确。可见血随气行，气升则血升，气降则血降。若不摄其气而徒止其血，所谓扬汤止沸也。今升其气，使摄血而不下降，然后再用圣愈、养荣之类补其虚，气血相调，并可受孕，治病犹余事耳。宋豁然悟，首肯者数四。更为开大剂圣愈汤，告曰，服补中汤不四帖血当止，后以圣愈汤继之，如恐其烦，可易汤以丸。余去矣，不必再视也。归不数日，时将春夏之交，宋遣人担过牡丹二本。并道病已痊愈。再三申谢。余受而栽于盆，培植灌溉，以吾乡水土杂盐卤，其性极恶。除石榴、葡萄而外，凡花果皆不宜此水，宋所送之牡丹，来时正含苞欲吐，余遣人灌溉，不数日，苞瘴而枝渐枯，拔而弃之，增惜焉尔。

妇产科疾病

此案主因血崩求诊，从诊治过程推断，病程当在1周之内。望诊见面如石灰，唇指皆白，切诊脉极微弱，属血脱危症。此案与前则"年老血崩，阴阳两虚"案，脉象不同，前者沉细迟弱，沉迟弱为阳气不足，而微弱不兼沉迟，则为气虚。此案用补中益气汤补气以摄血，并断言4剂当血止。血止后再用圣愈汤峻补其血。治病有先后之分，用药有层次之别，失其先后，乱其层次，则难取速效。

少阳感冒，热入血室

（杂病）

[1] 续弦：指妻子死后再娶。古代常以琴瑟比喻夫妇，故称丧妻为"断弦"，再娶为"续弦"。

[2] 仍病：前三位妻子均因病逝，故此处说"仍病"。

[3] 不礼于姑：不尊重婆婆。

同谱王丹文，续弦[1]至四而仍病[2]。始以为不礼于姑[3]，郁症也。请阴雨苍茂才治之，用逍遥散或效或否。月余又请李笛仙茂才治之，问其癸水不至者两月矣，始疑为孕，继觉其非，以瘵治之，用十全大补汤加桂附，初服则可，继服而热增矣。迁延之久，无计可施，专车迎余。诊之脉细数，而肺部尤兼滑象。告曰，此热入血室症也。初因少阳感冒而起，宜小柴胡汤加生地、丹皮等，以凉其血，则病当愈。阴之逍遥尚近理，李之桂附，则真阴本虚，又加热药以熬煎之，是油沃火也。此时必喘咳并作，午后发热，头目昏晕，精神倦怠。解外感，则外感已散；清内热，则真金久为销烁，恐无效也。丹文急请一方，乃以东垣拯阴理痨汤进。告曰，服后当有效，然此病总以癸水为主，癸水至则可治，若癸水不至，虽效亦无益也。越两日，丹文来喜曰：服兄药凡两剂，病已减半，再服可乎？余曰：可再服两剂，再看可也。又两日，迎余去，诊之，数象稍变，而虚弱特甚。惟肺部火不退，乃易以人参救肺汤。三服后，丹文又迎余，问其癸水仍不至，乃辞焉。……午月末[1]，余由定回介[2]，问之，则四月中已殁矣。

[1] ……午月末：原文缺漏。

[2] 由定回介：定，定襄县；介，介休县。

【临床思维】

本案症状不详，只知有经闭，服逍遥散但未效，服十全大补加桂附，已出现燥热之象。王堉诊脉细致，由右寸滑，知其有外感遗留之余邪，故断其为热入血室。刻下因为脉细数，且有燥热症状，故用东垣拯阴理痨汤，以养阴退热，服药2剂不适症状明显解除，故病家自觉疗效颇佳。其实，此时是用拯阴理痨汤抵消了十全大补加桂附所致的副作用。二诊予人参救肺汤，三诊时脉象仍未见起色，月经亦未至，故知病难愈。

暴怒伤肝，热入血室
（杂病）

[1] 捻匪：发生于清代咸同间（1851—1874年）的农民起义军，反动统治者蔑称为捻匪。

[2] 罢任：免职。

[3] 出力：效力、尽力。

[4] 保举五品衔：保举，古代大臣向朝廷保荐认为有才或有功的所属官员，提拔任用；五品衔，一般是州级官员，相当于现在的厅级。

[5] 余以至好随入视之：古代礼法，男子不得入女子内室，王堉因与李晓圃至交，故随之入内诊视病人。

妇产科疾病

同谱弟李晓圃，以茂才得广文，后随其堂兄裕州牧理幕事。裕州多得其力，后其堂兄以捻匪[1]滋扰罢任[2]，晓圃随后任守城出力[3]，保举五品衔[4]。辛酉回介，与余往来甚契。一日余至其家，适其侄在坐，似有所求。晓圃代白曰，舍侄因侄孙妇病甚危，已阅十数医矣。愈治愈甚。而此时尚不知何病，拟请大兄一视，果不可为，好备一切。余以至好随入视之[5]，见病者蒙衾侧卧，形如露骨鸡，而面唇甲爪俱白无色。即曰，此血脱象也，得毋产后乎。其母在旁曰，自四月小产后至今不起数月矣。因私计曰，此血大虚之症，用圣愈汤当有效。细视其头面，血络带紫色而棱起，又疑其血分有热，诊之，则六部沉数，左关肝坚欲搏指。乃顿悟曰，此暴怒伤肝，热入血室之候。其人必性情素暴，此病因忿怒而生，此时必两胁胀痛，目赤耳鸣。且土受木克，脾经大虚，脾虚则肺亦伤，当时而咳嗽，时而泄泻，时而发热，时而心惊，虽非痨瘵相离不远。赶紧施治尚有转机，若再迟延，恐无及也。病者就枕点首，妪婢亦以为然。出而告晓圃，大家皆称快，因以加味逍遥散合左金丸并处之。告曰，虽不全愈，亦当有效，四服后再视也。越五日，遇晓圃于酒市，问之，则病人不愿服药，缘家务不齐，晓圃亦只听之而已。

【临床思维】

此案患者最终未服药，但王塆的诊治思路足资学习借鉴。望诊见蒙衾侧卧，提示虚证；形如露骨鸡，提示病久形肉已脱；面唇甲爪俱白无色，提示失血。王塆见此脱血之象，首先想到是否产后，因为妇人亡血，非经即产，崩漏很少至形肉尽脱的，问诊知道果然小产后卧床已数月。此产后亡血，王塆第一反应可能是圣愈汤证。但再次望诊，发现头面有细小紫色血络棱起，这种征象不应该出现在血脱患者中。切诊发现六脉沉数，关脉尤其有力。顿悟病机是暴怒伤肝，热入血室。方予加味逍遥散合左金丸，治肝气横逆用左金丸，是王塆独到经验。

越二年，张七兄之女，适吾乡大郎神村宋，数年不孕，月事不以时至，饮食亦少。春间忽患咽痛，人以为感冒瘟疫，凡解毒散风、消火凉血诸药，无所不施，而喉痛如故。张求余治，诊其脉沉而滑，恐喉中肿烂，以箸按其舌[1]而视之，则痰核累累如贯珠[2]。白喉连及上腭，且复如此。乃笑曰，如此不着紧病，乃累赘至是乎。头不痛，鼻不塞，非感冒也；项不肿，喉不闭，非瘟疫也，不渴不热，非火也；不汗不昏，非风也。此乃痰热上潮，结而成疮形，按之软而滑，其痛若口疮。况病者体素肥，痰膜凝结，故数年不孕，月事不至。但去其痰，则血络通，不惟止喉

[1] 以箸按其舌：相当于现代的用压舌板压舌看咽喉。

[2] 痰核累累如贯珠：疑为咽后壁滤泡。

痛，即月事亦当至也。其父喜，急索方，余以芩连二陈汤示之，告曰，二服喉痛自止，再合加味二陈丸一料，时常服之，不半年必更壮矣。病者听之，余亦不问。迨戊午[1]春，于宗人[2]处，见张至，急揖谢曰，小女病，诚如君言，今抱子矣，鄙亲家亦极感谢。为之一笑。

[1] 戊午：1858年，即咸丰八年。

[2] 宗人：同族之人。

【临床思维】

主因"咽痛"就诊，已用清热、解毒、凉血、散风诸法无效。切诊脉沉而滑，知为痰浊内蕴。望诊咽喉，可见咽后壁滤泡累累，黏膜色白，由此知其咽痛乃痰结为患，而非急性热病所致。方用二陈汤化痰结，芩连清其蕴热以治咽喉痛，继用加味二陈丸治其痰湿体质，使之得孕。本案中鉴别咽喉疼痛之论述颇为精彩，可资临床参考。

子痫

[1] 丁未戊申间：1847—1848年。

[2] 窗友：即同学。

[3] 文庙：孔子庙。唐朝封孔子为文宣王，称其庙为文宣王庙。元明以后省称为文庙。

[4] 宽于量：气量宽宏。

[5] 艰于读：读书之路艰辛。

[6] 蹶：失足颠扑也，这里指的是失选落第的意思。

丁未戊申间[1]，余与诸窗友[2]伴读于里中文庙[3]。有窗友燕君名受祯宽于量[4]，而艰于读[5]，年近三旬，文笔尚未清，故屡试蹶[6]焉。夏间其继室患发热，医药数进，热如故。乃邀余治。诊其六脉沉数，右尺偏旺。余曰，此阴火大动也，不但发热，兼苦头晕。视其方，则所服皆四物类也。乃投以知柏地黄汤，三服而热除。越三月，忽痫疾发，手足反张，昏不知人，痰涎壅结，其里有郭医，以半身不遂治之，药数进而痫发如故。不得已，邀余治。至其家，人适清醒，急诊其脉，则少阴动甚，右寸滑大。乃告之曰，此喜事也。按之而散，胎必三月，其妻红涨于面，首肯之。燕

曰，既是胎，何得痫疾。余曰，阴火内
甚，胎必不安。壅而生痰，流连肺管，
故发则气晕昏倒耳。医书谓之子痫，治
之极易。今郭某以半身不遂治之，岂有
少年妇人而半身不遂者。乃命服羚羊角
散，戒之曰，初服后必大吐痰，勿致惊
怪。吐后再服两付，保无事矣。切勿听
信郭某，致贻后患也。燕听之，数日
而愈。

【临床思维】

主因发热求诊，切诊六脉沉数，右尺
尤甚，知其为阴分有热，故用知柏地黄汤3
剂愈。第二次因痫疾求诊，诊治要点在于明
确诊断。由脉知其孕3个月，继而知其为
子痫，用羚羊角散治之愈。西医学的妊娠子
痫是产科死亡率极高的一种疾病，会出现多
脏器的损伤。此时之治疗以终止妊娠，激素
抑制免疫反应，脏器支持为主。

产后腹痛

友人孟暷之妻，年四十余，新产后，患腹中块痛。延余诊视，按其两脉实大而坚，知非吉象，而以至好，不便明言。乃聊以人参泽兰汤进，服之未效。又请余治，余曰，痛不减，则药不效，请延他医视之。孟不肯，至余门者日三四次。不得已，实告曰，产后之脉，宜缓宜小，今见坚大，恐难愈也。孟曰：试再进一方，万一不愈，亦不敢怨。余曰：岂在怨不怨，但竭力经营，徒费钱无益耳。孟忧疑而去。凡更十数医，无毫发效，五十余日而殁。

【临床思维】

此案从脉症不应，断其预后不佳，果然应验。但脉症不对应，未必即是死证。王堉仍先处以人参泽兰汤，服药无效，更确定其预后不良。

笔记

产后胸痛

内人之妹适武举张某之长子，产后患心胃痛。发则饮食俱绝，气促口干。其翁延人视之，皆曰虚，况产妇尤无实症，当培其气血，气血流通，则痛止。始服八珍汤，继服十全大补汤，月余不止。乃来外家求余治。诊其左寸关脉，坚凝而涩，知为瘀血停于胸膈。乃曰，胸膈痛，非心胃痛也。发则内如针刺，口渴气喘，宜散瘀以定痛，不宜补气以益瘀也。前服多补药，何能有效。乃命服失笑散二剂，而痛若失。

【临床思维】

主因剑突下疼痛，时时发作求诊。用补法无效。切诊左寸关脉坚凝而涩，知其为瘀血证，用失笑散活血化瘀痊愈。

邻人郝某之次女，产后经数月，饮食不思，精神减少，时兼胸满，面黄肌瘦。延医视之，以为痨瘵。投以八珍汤，获小效，而病复如故。或又以为产后血虚，用大剂四物汤合生化汤，转增腹痛。继有庸手，作伤寒阴症治，去益远而病增剧。法无可施，来求余治。诊其六脉浮弱，右关尤甚。乃曰，此气虚，非血虚也。当补气以生血。他人多用血药，品多清降，不转馁其气乎？因处以补中益气汤。其父素明针灸，颇知医，难之曰，病苦胸满，益以补中，不增甚乎。余曰，令嫒胃气下陷，清阳不升，故浊阴不降，以致饮食留滞，故胸苦满。若清阳既升则浊阴下降，胸中自当痛快。命如方服之。三剂而精神作，饮食进。更命易汤以丸，一斤而全愈矣。

【临床思维】

主因产后虚弱求诊。由六脉浮弱，右关尤甚，知其为气虚而非血虚。八珍汤与补中益气汤，差之毫厘而谬以千里。处方用药，不可不详细辨别。

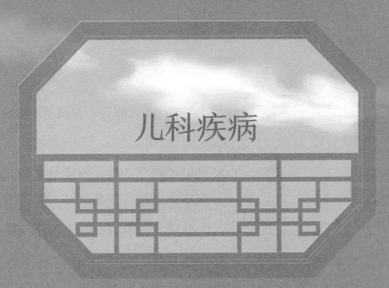

儿科疾病

乙卯夏在都，一日将直圆明园，衣冠而出，将
登车，忽一老妪跪车下，自言伊孙病痘甚危，
闻老爷善医，敢乞一救小孙之命。

痘疹气虚，过服寒凉

[1] 乙卯：1855年，时王堉在京内阁供职。

[2] 直：当值，轮班。

[3] 武：半步，泛指脚步。

[4] 盖右邻有乳媪，日在街望，阍人告之也：原来这家右邻之乳母每日在街头张望，是守门人告诉她（作者医术高明）的。

乙卯[1]夏在都，一日将直[2]圆明园，衣冠而出，将登车，忽一老妪跪车下，自言伊孙病痘甚危，闻老爷善医，敢乞一救小孙之命。余恐误公，辞以本不善医，痘疹尤所未习，使之再觅他医，而妪涕零如雨，挥之终不去，叩头几见血，旁多代为请者，无奈，急随之，走不数武[3]，已至其家，盖右邻有乳媪，日在街望，阍人告之也[4]。视之，乃一男，约四五岁，见其痘形平板，色不红润，手足发厥，且时作泻，法在危险。而颗粒分明，大小匀称，且日进粥三二碗。余曰：气虚不能托送，又过服寒凉，以致不起。问几日？曰：十日矣。视所服之方，则芩连之属类多，因示以六味回阳饮，其家问几服？曰，须二三服乃可。随言随走，连日公忙，几忘其事。又一日雨后，不能远出，闲到门外，前妪抱儿而至，投地作谢。余方忆其事。戒之曰，痘后之风，当谨避也。妪遂携儿而返。

【临床思维】

此案为治疗痘疹之逆证。能食粥，知胃气尚在，可治。用六味回阳饮，阳气得回，乃愈。

天花逆证

儿科疾病

[1] 典商：当铺商人。

[2] 锁口：指前文口唇外痘疹环绕无隙而言。《医宗金鉴·痘疹心法要诀》云："一嘴角有痘一粒，较诸痘独大，板硬无盘，名曰单锁口；两嘴角各有一粒名曰双锁口；又口之上下四旁，连串环绕者，亦名锁口，此毒拥于脾也。初出急以银针挑破，外以燕脂膏贴之，内服泻黄散，使痘转红活，庶可望生"。

[3] 怨怼：抱怨不满。

　　邻人赵楚仁，天津典商[1]也，家小康而妇甚悍，生数女一男，极钟爱之。戊午夏，其五女，年六七岁，发天花。遣人邀余视之，见其形密如蚕种，平板细碎，几乎遍体。而口唇外，尤环绕无隙，且手足发厥，饮食不进。问几日？曰，两日矣。余曰：发热否？曰，不甚发热。问二便如常否？曰：大便溏，小便过多。告曰，痘症发热，三朝自头至足，渐次见点，须颗粒分明，形色红润，饮食二便如常方好。今令嫒之痘，不两日一齐拥出，且形色、饮食、二便如此，兼带锁口[2]，真逆症也，恐治亦不效。其妇嫌余言唐突，语涉怨怼[3]，其夫目怒之，乃止。余曰：来看病非生气，请待以十日，果有能治之者，余当师之，拂衣欲出。其夫力求一方，乃以升麻葛根汤加参芪付之曰，此敷衍法也。赵服之，越日而痘稍起，急遣人告余曰，痘有转机，可再视之，余力却之，赵似怨余，乃请他医。不十日，痘靥[1]而毙。其家乃信余言，后遇赵于街，长揖作谢。余曰，病不能治，何谢为？赵曰：早听君言，可省药钱数贯。余曰，此亦有定数，不费此钱，恐不殁也。赵含泪而去。

[1] 靥：两颊之微涡叫靥，这里指天花痘疱之回陷。

【临床思维】

此案为天花之逆证。因初起即反常态，故断其为逆证，不救。后果然死亡。因大便、小便多，可知其有气虚不能透发，故用升麻葛根汤加参芪补气以透发。

小儿乳积

东邻李喜阳，与余往来甚契，庚申秋生一女，其夫人乳素壮，凡子女幼时，无不肥健。一日余至其家，见所生女昏睡不醒，喉中如锯，问何病？李曰，不知何故，早来忽得此疾，乳之不哺，二便亦闭，腹大如鼓，定是急惊，恐不救。余曰，何至如此。扪之浑身发热作汗，胸膈高起。告曰，此乳积也，下之可愈。李之表兄梁某、在李之前设药肆，命取笔研。开白玉饼方，急令取药捣而灌之，两刻许，胸间漉漉作声，下秽物数次，汗止热退，醒而啼矣。乳之似甚饿，告曰：寄语夫人乳须从容，勿令过急，且乳必坐起，切忌卧乳，永无此疾。其夫人闻之而笑。问何故？则前夕卧乳半夜之所致也。李痛戒之。

【临床思维】

因昏睡，喉中痰鸣求诊。切诊肌肤灼热，汗出，腹部胀满。问诊知大便不通，乳食不进，由此断为乳积，用白玉饼泻下乃愈。治本之法，在于保持哺乳姿势正确。

小儿肝疳

里中段克宽之孙，得疳疾[1]不起数日矣。遇野医视之曰：此痞也，割之可愈，乃割其耳根并割其手之虎口[2]，而病不去。又数日，则两眼羞涩难间，头大颈细，腹有青筋，时时张口作睡态，无法可施，段乃抱而问余。余视其形状，告曰，野医以为痞良是，但俗之所谓痞，即古之所谓疳也。病有十余种，五脏六腑皆有此病。令孙所患，乃肝疳[3]也。始而发呕，继而胁胀。肝火上冲于目，故流泪羞明，渐而起云翳。不三月，两目瞽矣。目瞽而病蚀其肝，命亦随之而去，此时尚可挽回，若再迟月余，则无救矣。段以仵作积财[4]，家颇裕，而猥鄙特甚。又告曰：此病性命相

[1] 疳疾：《医宗金鉴·幼科杂病心法要诀》云："大人为劳小儿疳"，"大人者，十五岁以上也，病则为劳；若十五岁以下者，皆名为疳。缘所禀之气血虚弱，藏府娇嫩，易于受伤，或因乳食过饱，或因肥甘无节，停滞中脘，传化迟滞，肠胃渐伤，则生积热，热盛成疳，则消耗气血，煎灼津液"。

[2] 割其耳根并割其手之虎口：此为中医割治之法，即在一定的穴位或部位上切开皮肤，摘除少量皮下脂肪组织，并在局部施行刺激，以治疗疾病的方法。按部位可分手掌割治和穴位割治。

[3] 肝疳：《医宗金鉴·幼科杂病心法要诀》云："肝疳面目爪甲青，眼生眵泪涩难睁，摇头揉目合面卧，耳流脓水湿疮生，腹大青筋身羸瘦，燥渴烦急粪带青"。

[4] 以仵作积财：验尸验伤者称为仵作；积财，王堉此处指非法敛财。

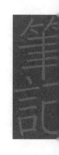

关，若重财轻命，小效而中止，不如勿
治也。段力表其不能，乃先施退翳散，
并逍遥散清其肝。服而后来，则翳已
清，精神亦好，又处以化痞消疳汤服
之。数日遇于途，谢曰，孙病已全愈，
天太热不能多服药。余曰：固知尔之吝
也，此时病虽去而元气未复，脾部尚
虚，不力培之，将复作也，如不愿服
药，宜买芦荟消疳丸过半斤而后可。否
则再病，勿求余也。段笑而颔之。不知
能听之否。乃知龌龊之流，不足与论
病，并不足论事也。

【临床思维】

　　小儿疳病，乃喂养不当，或寄生虫，导
致慢性进行性营养不良。在古代属于小儿四
大症（麻、痘、惊、疳）之一。现在已少见。
本案之治法可供参考。

乳儿痰疾

三日后视之[1]，则其儿始岁余，手足发热，神痴气粗，乳食不进，喉中时时如锯声，众以为惊风，延一邻媪针灸之。余曰：此痰也，针灸则益甚，必平日多置暖处，其母卧而乳之所致也。嘱服白玉饼数粒，至晚则下绿色粪如许，乳食进热退而安。

[1]"产后胸痛，乳儿痰疾，暴怒伤肝"原为一案。

【临床思维】

此因发热，意识欠佳，喉中痰鸣求诊。未谈诊查过程，从症状知其为痰热，用白玉饼下气痰积乃愈。儿科用药多峻猛，因服药困难，必小量即能取大效。

方剂索引

王堉使用平胃散见于六处，分别为"食积作吐"案、"食积致痢"案、"气滞停食"案、"肝木克土"案、"气郁停痰，喘咳不食"案、"食积经闭"，其共同特点是右关脉独大。其常用的加减法有加芩连大黄以泻下、加莱菔子以消面积、加神曲麦芽以消食滞、加枳实香附兼理肝气、合乌药散以调经。

B

点睛：八珍汤在《醉花窗医案》共出现3次，见于"风寒水肿，误作虚治"案、"产后腹痛"案、"产后气虚，升降失常"案，皆为他医误用。

1. 八珍汤

出自：《瑞竹堂经验方》

主治：脐腹疼痛，全不思食，脏腑怯弱，泄泻，小腹坚痛，时作寒热。

组成：人参，白术，白茯苓，当归，川芎，白芍药，熟地黄，炙甘草。上为末，每服三钱，水一盏半，加生姜五片，大枣一枚。

点睛：在《醉花窗医案》中王堉共使用白玉饼3次，见于"蓄水喘嗽"案、"小儿乳积"案、"乳儿痰疾"案3则医案，"蓄水喘嗽"案属于误用。王堉见乳儿发热、汗出、痰壅喉间则用此方，每用两三枚服后畅下则病解。救急时为使起效迅速，王堉多捣碎灌服。此药现市场无出售者，市面所卖的小儿七珍丹、琥珀抱龙丸属同类药物，可代替使用。

2. 白玉饼

出自：《医学入门》

主治：小儿腹中有癖，但饮乳嗽而生痰，及急慢惊风，痫痉，抽搐壮热，痰涎壅盛。

组成：白附子一钱，南星一钱，滑石一钱，轻粉一钱，巴霜十九粒。上为末，面糊为丸，如绿豆大，捏作饼。

点睛：王堉使用白虎汤3次，分别见于"热疟""内有积热，伤风致疟""热郁伤暑，误用桂附"三案，第一案与第三案皆是救他医之误治，症状都见大渴二便不通，脉弦数，然第三案已危及生命，故与大承气汤、六一散合用以速挽危亡。

3. 白虎汤

出自：《伤寒论》

主治：阳明气分热盛，大热，大渴，大汗出，脉洪。

组成：知母六两，石膏一斤碎，炙甘草二两，粳米六合。

4. 白术附子汤

出自：《伤寒论》

主治： 伤寒八九日，风湿相搏，身体疼烦，不能自转侧，不呕不渴，脉浮虚而涩者，若大便坚，小便自利者。

组成：白术二两，附子一枚半炮去皮，炙甘草一两，生姜一两半切，大枣六枚。

点睛：王堉使用此方1次，见于"湿痹似瘫"案，用此方作为善后方，因此方温脾肾之阳气能从本论治。王堉于方中加松节、萆薢2味治痹专药以增强疗效。

5. 保和汤

出自：《丹溪心法》（原名保和丸）

主治：一切食积。

组成：山楂六两，神曲二两，半夏、茯苓各三两，陈皮、连翘、莱菔子各一两。上为末，炊饼丸梧子大。每服七八十丸，食远白汤下。

点睛：王堉在《醉花窗医案》使用此方3次，且因病情不同而使用方法各异。"脾胃积滞，误用桂附"案因胀满严重，故与对金饮子合用；"食积胸满"属慢性病，故用市售的保和丸成药；"食积作吐"是继平胃散加芩连大黄通下之后以祛余邪，故在保和丸中加槟榔末以加强通下之力。

6. 补中益气汤

出自：《脾胃论》

主治：饮食失节，寒温不适，脾胃乃伤，元气不足，心火独盛。

点睛：王堉使用此方4次：其一是"寒疝误治"案，继附子理中汤后，善后用之，故加入白豆蔻、白芍、肉桂以增强开胃进食之功效；其二是救"阴疽发背"案逆证，故重用参芪托之，并加桂附干姜温振阳气；其三是救"脾虚血崩"，用之升提中气以益气摄血（一般提到气不摄血都知

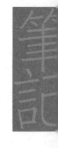

279

用归脾汤摄之而不知补中益气汤亦有神功）；其四是治"产后气虚，升降失常"，他医已用八珍汤、四物汤、生化汤不效，王堉认为补中益气汤灵动而能调气机，通过补气而达到生血之功，其效力远较呆补血分神奇。

组成：黄芪，炙甘草各五分，人参去芦，升麻，柴胡，橘皮，当归身酒洗，白术各三分。

C

点睛：王堉在《醉花窗医案》中使用此方1次，见于"红痧危症，昏不知人"案。王堉诊治此患者时已神昏，脉不可及，如从今日所说的辨证论治角度看，没有使用此方指征。但王堉根据专病的治疗需要，刺血之后数小时内服用此方2剂，使得疹透神清。

7.柴葛解肌汤

出自：《伤寒六书》

主治：外感风寒，郁而化热证。

组成：柴胡二钱、葛根三钱、羌活一钱、白芷一钱、黄芩二钱、白芍二钱、生石膏一钱十六铢、桔梗一钱、甘草一钱，加生姜三片、大枣二枚。

点睛：此方是患者自行服用，见于"食为气滞，中脘不通"案，王堉终用藿香正气散将之治愈。

8.柴胡四物汤

出处：《医宗金鉴·外科心法要诀》

主治：妇人伤寒，邪传少阳半表半里，往来寒热。

组成：熟地，当归，川芎，白芍，柴胡，人参，黄芩，半夏，甘草。水煎服。

D

9. 大承气汤

出自：《伤寒论》

主治：阳明腑实证，表现为痞、满、燥、实、坚，脉沉而有力，蒸蒸发热。

组成：大黄四两酒洗，厚朴半斤炙去皮，枳实五枚炙，芒硝三合。

10. 对金饮子

出自：《太平惠民合剂局方》

主治：常服固元阳，益气，健脾进食，和胃祛痰，自然荣卫调畅，寒暑不侵。此药疗四时伤寒，极有功效。诸疾无不愈者。

组成：厚朴去皮姜汁炙，苍术米泔浸一宿，炙甘草各二两，陈皮去白炒令黄色，半斤。

11. 东垣通气太阳汤

出自：《内外伤辨惑论》（原名通气防风汤）

主治：风热外乘，肺气郁甚，肩背痛，

点睛：王堉使用大承气汤见于4处：其一，"热郁伤暑，误用桂附"急救时用大承气合六一散及白虎汤；其二，"实证似虚"案之痢疾，用大承气汤通因通用；其三，"食积腹痛"案，以大承气汤加麦芽、槟榔；其四，"气郁痰壅"案，以胃苓汤合大承气汤治愈。而"饱食冷饮，凝结不通"案，用运动疗法替代了大承气合平胃散。

对于他医误用过大承气汤，而最终经王堉治疗的亦有4则：其一，"阴火大炽，清下无功"案，经王堉用地黄汤加山栀、三黄后改善；其二，"食积致痢"案，经王堉使用真人养脏汤及人参养荣丸而愈；其三，"脾虚失运，大便不通"案，经王堉用四君子汤合平胃散，重用潞参至一两而取效；其四，"阴虚内热，身面皆赤"案，经王堉用大剂归芍地黄汤加生地、蝉蜕痊愈。

点睛：王堉在《醉花窗医案》中使用六味地黄汤类方，精彩纷呈：其一，"阴热斑疾"案，汗出大渴溺赤而大便如常，断为阴分有热，用地黄汤加知母、黄柏而愈；其二，"热病误治"案，先以三黄解毒煎合犀角地黄汤，继以地黄汤加当归、白芍清其血分余热而愈；其三，"阴火大炽，清下无功"案，由脉极沉数知阴火大炽，用地黄汤栀子、三黄而愈；其四，"阴虚血热，误作痧治"案，脉极沉极数，外症甚险，以大剂地黄汤易生地合三黄汤饮之即安，继以原方加蝉蜕、灯心清余热；其五，"血虚肝郁"案，以地黄汤加归芍养血，加薄荷、栀子以清肝而愈；其六，"久痢致虚，阴阳将绝"案，面白如石灰且气息增喘，六脉微弱之极而时有数象，用地黄汤加归、芍、肉桂，平补脾气并清阴血分之小热，继以圣愈汤峻补，人参养荣丸善后；其七，"阴亏血热"案，症见发热喉痛，以地黄汤加芩连而愈；其八，"阴虚内热，身面皆赤"案，由症而知其脉必沉数，以大剂归芍地黄汤加生地、蝉蜕而愈；其九，"劳倦失眠，脉坏难治"案，六脉俱形沉数，以地黄汤加生地、桔梗进之而眠；其十，"阴虚血弱，胃绝难医"案，由六脉沉弱知为阴虚，以地黄汤加五味子（七味都气汤）、肉桂而痛止；其十一，"阴热目痛"案，诊其脉沉数细弱，以杞菊地黄汤易生地投之而愈；其十二，"阴虚肝郁，双目痛楚"案，诊其脉左关弦滑尺微细，先予疏肝散，继以杞菊地黄汤而愈；其十三，"阴火上冲，以致耳聋"案，六脉沉而数兼带弱象，予知柏地黄汤4剂而愈；其十四，"阴虚血热，误用桂附"案，脉细数而有力，先用槐花散加归芍而进之，继以归芍地黄汤治之而愈；其十五，"子痫"案，诊其六脉沉数，右尺偏旺，属此阴火大动，乃投以知柏地黄汤而愈。

归纳其加减法：加归芍以养血（如用生地可并清血分之热）、加知母黄柏以清阴火、加杞菊以平肝明目、加芩连柏以清邪

汗出，小便数而少。

组成：防风，羌活，陈皮，人参，甘草各五分。藁本，青皮各三分。白豆蔻，黄柏各二分。升麻，柴胡，黄芪各一钱。

12. 东垣拯阴理痨汤

出处：《医宗金鉴·杂病心法要诀》

主治：阴虚火动，皮寒骨蒸，咳嗽，食少，痰多，心烦，气短。

组成：人参，麦冬，五味子，当归，白芍，生地，龟板，女贞子，薏苡仁，橘红，丹皮，莲子，百合，炙甘草。

13. 地黄汤

出自：《小儿药证直诀》（原名六味地黄丸）

主治：肝肾阴虚，腰膝酸软，头晕眼花，耳鸣耳聋，小儿囟开不合，盗汗遗精，或骨蒸潮热，或足心热，或消渴，或虚火牙痛，舌燥喉痛，舌红少苔，脉细数者。

组成：熟地黄八钱，山茱萸肉、山药各

四钱，泽泻、牡丹皮、茯苓（去皮）各三钱。

14. 颠倒木金散

出处：《医宗金鉴·杂病心法要诀》

主治：气郁、血郁之胸痛。属气郁痛者，以倍木香君之；属血郁痛者，以倍郁金君之。

组成：木香、郁金。二药为末，每服二钱，老酒调下。

E

15. 二陈汤

出自：《太平惠民合剂局方》

主治：痰饮为患，或呕吐恶心，或头眩心悸，或中不快，或发为寒热，或因食生冷，脾胃不和。

组成：半夏汤洗七次，橘红各五两，白茯苓三两，炙甘草一两半。

热、加栀子以清肝、加薄荷以疏肝、加肉桂以调和气血止痛、加蝉蜕灯心以分散余邪、加桔梗生地以交通心肾。

点睛：在《醉花窗医案》中王堉用此方3次，见于"肝郁呕血"案、"气郁喘嗽"案、"肝郁气逆，脉不应病"案，3处都是与左金丸合用，王堉使用此方之脉象为左关脉坚实。《醉花窗医案》中气郁病案甚多，如不见左关脉坚实则不用左金丸合木金散。

点睛：在《醉花窗医案》中王堉使用二陈汤共6处：其一，"酒肉内伤，感寒生痰"案，右寸关脉滑如泉涌，以二陈汤加麦芽、山楂、神曲、芩、连、枳实等，服后洞泻秽物而愈；其二，"痰火郁肺"案，诊其右寸浮滑而数，知痰火郁在肺经，以二陈丸加芩连、桑皮、木通，继以平陈汤加枳实、大黄下之而愈；其三，"气郁停痰，喘咳不食"案，诊其左关滑数，右寸关俱甚，以平胃、二陈、四七汤合进之，越日晨起暴下恶物数次而愈；其四，"湿痰流注"案，痛无定处而脉缓而滞，以二陈汤加苍术、姜黄、羌活、独活愈；其五，"痰热上潮，喉中结核，数年不孕"案，服清热解毒凉血而喉痛如故，诊其脉沉而滑，以二陈汤加芩连二服喉痛止，再合加味二陈丸一料，后顺利怀孕；其六，"气郁成痰"案，胸膈满闷胃痛不食，诊其六脉坚实人迎脉尤弹指，以香砂平陈汤加大黄、枳实，大便畅下而愈。

王堉使用二陈丸，以右寸关脉滑为关键点，凡发病时有饮食不进，胸膈胀满者，则都有服药后大便畅下现象。

筆記

F

16. 矾郁丸

出处：《医宗金鉴·杂病心法要诀》

主治：癫痫之痰兼气郁者。

组成：白矾，郁金。

17. 分心气饮

出自：《太平惠民合剂局方》

主治：治男子、妇人一切气不和，多因忧愁思虑，怒气伤神，或临食忧戚，或事不随意，使郁抑之气留滞不散，停于胸膈之间，不能流畅，致心胸痞闷，胁肋虚胀，噎塞不通，噫气吞酸，呕哕恶心，头目昏眩，四肢倦怠，面色萎黄，口苦舌干，饮食减少，日渐羸瘦，或大肠虚秘，或因病之后，胸膈虚痞，不思饮食，并皆治之。

组成：木香不见火、桑白皮炒各半两。丁香皮一两。大腹子炮、桔梗去芦，炒、麦门冬去心、草果仁、大腹皮炙、厚朴去粗皮姜汁制、白术、人参各半两。香附子炒去毛、紫苏去梗、陈皮去白、藿香各一两半。炙甘草一两。

18. 防风通圣散

出自：《黄帝素问宣明论方》

主治：《医宗金鉴》云此方主治风热壅盛，表里三焦皆实者。

组成：防风，川芎，当归，芍药，大黄，薄荷叶，麻黄，连翘，芒硝各半两。石膏，黄芩，桔梗各一两。滑石三两。甘草二两。荆芥，白术，栀子各一分。

19. 茯苓导水汤

出处：《医宗金鉴·杂病心法要诀》

主治：通过外散内利之法治疗水肿，但较疏凿饮子缓和。

组成：茯苓，泽泻，桑皮，木香，木瓜，砂仁，陈皮，白术，苏叶，大腹皮，麦冬，槟榔。

20. 归芍地黄汤

出自：《症因脉治》

主治：血虚咳嗽，盗汗，自汗，骨蒸潮热，五心烦热。

组成：生地黄，当归身，白芍药，枸杞，丹皮，知母，人参，甘草，地骨皮。

21. 归脾汤

出自：《严氏济生方》

主治：思虑过度，劳伤心脾，健忘怔忡。

组成：白术，茯神去木，黄芪去芦，龙眼肉，酸枣仁炒，去壳，人参，木香不见火各半两。炙甘草二钱半。

22. 桂枝白虎汤

出自：《金匮要略》（原名白虎加桂枝汤）

主治：温疟者，其脉如平，身无寒但

热，骨节疼烦，时呕。

组成：知母六两，甘草二两炙，石膏一斤，粳米二合，桂枝去皮三两。上剉，每五钱，水一盏半，煎至八分，去滓，温服，汗出愈。

23.桂附理中汤

出自：《证治宝鉴》

主治：肾虚呃逆。妊娠痢疾。

组成：人参，炒白术，炒干姜，肉桂，制附子，炙甘草。

24.葛花解酲汤

出自：《内外伤辨惑论》

主治：酒病。

组成：白豆蔻，缩砂仁，葛花各五钱。干生姜，神曲炒黄，泽泻，白术各二钱。橘皮去白，猪苓去皮，人参去芦，白茯苓各一钱五分。木香五分。莲花青皮去瓤，三分。

H

25. 虎潜丸

出自：《丹溪心法》

主治：痿病。

组成：黄柏半斤酒炒。龟板四两酒炙。知母二两酒炒。熟地，陈皮，白芍，各二两。锁阳一两半。虎骨一两炙。干姜半两。

26. 茴香丸

出处：《杂病源流犀烛》

主治：小腹冷癖，有形如卵，上下走痛不可忍。

组成：胡芦巴八钱，茴香六钱，巴戟二钱，川乌二钱，川楝肉四钱，吴萸五钱。

27. 化痞消疳汤：出处及组成不详。

28. 琥珀散

出处：《普济本事方》

主治：妇人瘀血壅滞，经来腹脐疼痛不可忍，及产后恶露不快，血上抢心，迷闷不省，气绝欲死。

组成：荆三棱（制）、蓬莪术（锉）、赤芍药、刘寄奴（去梗）、牡丹皮（去心）、官桂（不见火）、熟干地黄、菊花（去萼）、真蒲黄、当归（干称，细锉）各一两。

29. 藿香正气散

出自：《太平惠民合剂局方》

主治：伤寒头疼，憎寒壮热，上喘咳嗽，五劳七伤，八般风痰，五般膈气，心腹冷痛，反胃呕恶，气泻霍乱，脏腑虚鸣，山岚瘴疟，遍身虚肿；妇人产前、产后，血气刺痛；小儿疳伤，并宜治之。

组成：大腹皮，白芷，紫苏，茯苓去皮，各一两。半夏曲，白术，陈皮去白，厚朴去粗皮，姜汁制，苦梗，各二两。炙甘草二两半。藿香去土，三两。

30. 槐花散

出自：《普济本事方》

主治：治肠风脏毒。

组成：槐花（炒）、柏叶（炼杵焙）、荆芥穗、枳壳（去瓤，细切，麸炒黄）。上修事了。方秤等分。细末。用清米饮调下二钱。空心食前服。

J

31. 桔半枳术：即枳术丸加橘皮、半夏。

32. 救肺饮

出自：《不居集》

主治：失血劳伤。

组成：人参七分，胡麻仁一钱（研），真阿胶八分，桑叶三钱，麦冬一钱二分，杏仁七分，枇杷叶一钱，甘草一钱，石膏一钱五分，加郁金末。

33. 荆防败毒散

出自：《摄生众妙方》

主治：风寒感冒初起，恶寒发热，头疼身痛，苔白，脉浮者；疮肿初起，见表寒证者。

组成：羌活、独活、柴胡、前胡、枳

壳、茯苓、防风、荆芥、桔梗、川芎各
一钱半，甘草半钱。

K

34. 控涎丹

出自：《三因极一病症方论》

主治：痰涎内伏，胸背、手脚、颈项、
腰胯突然痛不可忍，内连筋骨，牵引钓
痛，坐卧不宁，走易不定，或头痛不可
举，昏倦多睡，饮食无味，痰唾稠黏，
夜间喉中多有锯声，及手脚沉重，腿冷
痹麻，气脉不通等。

组成：甘遂（去心）、紫大戟（去
皮）、白芥子（真者）各等分。

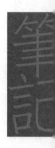

35.六一散

出自：《刘河间伤寒直格》（原名益元散）

主治：寒凉解散热郁，设病甚不解者，多服无害，但有益耳。

组成：滑石六两白腻好者，甘草一两。上为细末，每服三钱。

36.六味回阳饮

出处：《景岳全书》

主治：阴阳将脱。

组成：人参一两至二两，制附子二钱至三钱，炮干姜二钱至三钱，炙甘草一钱，熟地黄半两至两，当归身三钱（如泄泻或血动者，以冬术易之）。

37.六君丸

出处：《医宗金鉴·杂病心法要诀》（原名六君子汤）

主治：气虚兼有痰饮。

点睛：王堉使用此方2次，皆是救治危症，其一为"年老血崩，阴阳两虚"案；其二为"痘疹气虚，过服寒凉"案。此方与四逆汤相比，救阴脱之力更强。

点睛：王堉用六君子汤类方共计11处（主要为香砂六君子汤），约分为3类：第一类为病后常服以调养，见于"霍乱转筋"案、"水停不寐"案、"水积吐食"案、"气郁痰壅"案、"肝木克土"案、"气郁停痰，喘咳不食"案、"湿热内淫，实证遗精"案，这些医案的共同特点是都有痰饮水湿为患，服用香砂六君子丸的剂量以"斤"计，服用时间以"月"计；第二类为不治之症的姑息治疗，见于"胃中积组成：茯苓，人参，白术，甘草，橘红，半夏。

滞，四肢肿胀"案、"劳倦失眠，脉坏难治"案；第三类为短期应用以治疗某些症状，见于"脾湿痰晕"案（加益智、泽泻）、"脾虚食滞，月事不调"案（加益智、干姜、芡实）。

38. 连翘败毒饮

出处：《医宗金鉴·伤寒心法要诀》

主治：时毒发颐，高肿焮红疼痛之阳证。

组成：连翘，天花粉，柴胡，牛蒡子，荆芥，防风，升麻，甘草，桔梗，羌活，独活，红花，苏木，川芎，归尾。

39. 莲子清心饮

出自：《太平惠民合剂局方》

主治：治心中蓄积，时常烦躁，因而思虑劳力，忧愁抑郁，是致小便白浊，或有沙膜，夜梦走泄，遗沥涩痛，便赤如血；或因酒色过度，上盛下虚，心火炎上，肺金受克，口舌干燥，渐成消渴，睡卧不安，四肢倦怠，男子五淋，妇人带下赤白；及病后气不收敛，阳浮于外，五心烦热。药性温平，不冷不热，常服清心养神，秘精补虚，滋润肠胃，调顺血气。

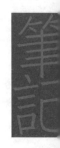

组成：黄芩、麦门冬去心、地骨皮、车前子、炙甘草各半两，石莲肉去心、白茯苓、炙黄芪、人参各七钱半。

40.羚羊角散

出处：《医宗金鉴·妇科心法要诀》

主治：子痫。

组成：羚羊角（镑），独活，酸枣仁，五加皮，防风，薏苡仁，杏仁，当归（酒浸），川芎，茯神（去木）各五分。甘草，木香各二分。

41.芦荟消疳丸

出处：《医宗金鉴·幼科杂病心法要诀》（原名芦荟肥儿丸）

主治：肝疳。

组成：五谷虫（炒）二两，芦荟（生）、胡黄连（炒）、川黄连（姜炒）各一两，银柴胡（炒）一两二钱，扁豆（炒）、山药（炒）各二两，南山楂二两半，虾蟆（煅）四个，肉豆蔻（煨）七钱，槟榔五钱，使君子（炒）二两半，神曲（炒）二两，麦芽（炒）一两

六钱，鹤虱（炒）八钱，芜荑（炒）一
两，朱砂（飞）二钱，麝香二钱。

M

42.木香顺气饮

出处：《医宗金鉴·杂病心法要诀》
（原名木香调气饮）

主治：形气俱实之人中气（中气之人，
脉沉手足冷，而中风之人，脉浮手足
温），因暴怒气逆，忽然昏倒噤急。

组成：木香，藿香，砂仁，白蔻，甘
草，丁香，檀香。

**43.麦味地黄丸：即六味地黄加麦冬、
五味子。**

44.麻黄汤

出自：《伤寒论》

主治：太阳病，头痛发热，身疼腰痛，
骨节疼痛，恶风无汗而喘者，麻黄汤

主之。

组成：麻黄三两去节，桂枝二两去皮，炙甘草一两，杏仁七十个去皮尖。

45.麦芽汤：即大麦芽一味煮汤。

46.礞石滚痰丸

出自：《泰定养生主论》

主治：降火逐痰。用于实热顽痰，发为癫狂惊悸，或咳喘痰稠，大便秘结。

组成：金礞石（煅）一两，沉香五钱，黄芩八两，熟大黄八两。以上四味，粉碎成细粉，过筛，混匀，用水泛丸，干燥，即得。

点睛：王堉使用平胃散见于《醉花窗医案》6处，分别为"食积作吐"案、"食积致痢"案、"气滞停食"案、"肝木克土"案、"气郁停痰，喘咳不食"案、"食积经闭"案，其共同特点是右关脉独大。其常用的加减法有加芩连大黄以泻下、加莱菔子以消面积、加神曲麦芽以消食滞、加枳实香附兼理肝气、合乌药散以调经。

P

47.平胃散

出自：《太平惠民合剂局方》

主治：脾胃不和，不思饮食，心腹胁肋胀满、刺痛，口苦无味，胸满短气，呕哕恶心，噫气吞酸，面色萎黄，肌体瘦弱，怠惰嗜卧，体重节痛，常多自利，或发霍乱，及五噎八痞，膈气反胃，并宜服。

组成：苍术去粗皮，米泔浸二日，五斤，厚朴去粗皮，姜汁制，炒香，陈皮去白，各三斤二两，甘草炒，三十两。上为细末。每服二钱，以水一盏，入生姜二片，干枣二枚，同煎至七分，去姜、枣，带热服，空心、食前入盐一捻，沸汤点服亦得。

Q

48.七味都气汤：即六味地黄汤加五味子。

49.羌活胜湿汤
出自：《内外伤辨惑论》
主治：手太阳经气郁不行，肩背痛不可回顾；手太阳经不通，脊痛项强，腰似折，项似拔。

点睛：王堉使用羌活胜湿汤见于3处，分别为"中风臂痛"案、"寒湿下注，关节疼痛"案、"湿痹似瘫"案。其共同特点是脉缓弱，加减法是上肢痛加威灵仙、苍术；下肢痛且湿重加牛膝、防己；下肢痛且偏虚，加牛膝、肉桂。

组成：羌活，独活各一钱。藁本，防风，炙甘草，川芎，各五分。蔓荆子三分。

50. 祛风至宝丹

出处：《医宗金鉴·杂病心法要诀》

主治：中风热，六脉浮数，面赤，身热，心烦。

组成：栀子，连翘，黄芩，薄荷，甘草，当归，川芎，白芍，白术，石膏，滑石，麻黄，桔梗，防风，荆芥，芒硝，大黄，全蝎，天麻，白附，羌活，独活，黄柏，黄连，僵蚕。

R

51. 人参泽兰汤

出处：《医宗金鉴·妇科心法要诀》

主治：产后衄血。

组成：人参五钱，泽兰叶、丹皮、牛膝各二钱，生地三钱，熟地五钱。

52. 人参救肺汤

出处：《医宗金鉴·杂病心法要诀》

主治：火刑肺金，肺损嗽血。

组成：当归，白芍，麦冬，五味子，人参，黄芪，炙甘草，百合，款冬花，紫菀，马兜铃。

53. 人参归脾丸：即归脾丸加人参。

S

54. 十全大补汤

出自：《太平惠民合剂局方》

主治：治男子、妇人诸虚不足，五劳七伤，不进饮食，久病虚损，时发潮热，气攻骨脊，拘急疼痛，夜梦遗精，面色萎黄，脚膝无力，一切病后气不如旧，忧愁思虑伤动血气，喘嗽中满，脾肾气弱，五心烦闷，并皆治之。此药性温不热，平补有效，养气育神，醒脾止渴，顺正辟邪，温暖脾肾，其效不可具述。

组成: 人参、肉桂去粗皮, 不见火、川芎、地黄洗, 酒蒸焙、茯苓焙、白术焙、炙甘草、黄芪去芦、川芎、当归洗, 去芦、白芍药各等分。

55. 三才封髓丹

出自: 《卫生宝鉴》

主治: 下焦热。

组成: 天门冬去心, 熟地黄、人参各半两, 黄柏三两, 砂仁一两半, 炙甘草七钱半。

56. 三生饮

出自: 《太平惠民合剂局方》

主治: 治卒中, 昏不知人, 口眼㖞斜, 半身不遂, 咽喉作声, 痰气上壅。无问外感风寒, 内伤喜怒, 或六脉沉伏, 或指下浮盛, 并宜服之。兼治痰厥、气厥及气虚眩晕, 大有神效。

组成: 南星生用, 一两。川乌生去皮, 附子生去皮, 各半两。木香一分。

57. 三黄汤

出自：《金匮要略》（原名泻心汤）

主治：心火炽盛，吐血。

组成：黄连、黄芩、大黄。

58. 三黄四物汤

出处：《医宗金鉴·妇科心法要诀》

主治： 经行吐衄。

组成：当归，白芍，川芎，生地，黄连，黄芩，大黄。上剉，大黄量虚实用。

59. 三黄解毒汤

出自：《广嗣纪要》

主治：妊娠伤寒五六日后，表邪悉去，但烦躁发热大渴，小便赤，大便秘，或利下赤水，六脉沉实，邪在里者。

组成：黄柏、黄芩、黄连、山栀、大黄各等分。

60. 四七散

出自：《太平惠民合剂局方》（原名四七汤）

主治：治喜、怒、悲、思、忧、恐、惊之气。结成痰涎，状如破絮，或如梅核，在咽喉之间，咯不出，咽不下，此七气所为也。或中脘痞满，气不舒快，或痰涎壅盛，上气喘急，或因痰饮中结，呕逆恶心，并宜服之。

组成：半夏五两，茯苓四两，厚朴三两，紫苏叶二两。

61. 四君平胃汤：即四君子汤合平胃散。

62. 四物汤

出自：《太平惠民合剂局方》

主治：冲任虚损，月水不调，腹脐疞痛，崩中漏下，血瘕块硬，发歇疼痛，妊娠宿冷，将理失宜，胎动不安，血下不止，及产后乘虚，风寒内搏，恶露不下，结生瘕聚，少腹坚痛，时作寒热。

组成：当归去芦、酒浸炒，川芎，白芍药，熟干地黄酒洒蒸，各等分。

63. 生化汤

出自：《傅青主女科》

主治：产后胞衣不下；腹心胀痛等。

组成：全当归一两，川芎三钱，白术一钱，香附一钱，加人参三钱更妙。

64. 失笑散

出自：《太平惠民合剂局方》

主治： 产后心腹痛欲死，百药不效，服此顿愈。

组成：蒲黄炒香，五灵脂酒研，淘去，各等分，为末。

65. 苏子降气汤

出自：《太平惠民合剂局方》

主治：男女虚阳上攻，气不升降，上盛下虚，膈壅痰多，咽喉不利，咳嗽，虚烦引饮，头目昏眩，腰疼脚弱，肢体倦怠，腹肚疠刺，冷热气泻，大便风秘，涩滞不通，肢体浮肿，有妨饮食。

组成：紫苏子，半夏汤洗七次，各二两半，川当归去芦两半，甘草二两，前胡去芦，厚朴去粗皮姜汁拌炒，各一两，

点睛：王堉3处使用此方，分别见于"暴怒伤肝"案、"气郁吐痰"案、"肝郁气逆，脉不应病"案，其共同特点气上逆于肺，脉沉伏或滑。

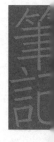

肉桂去皮一两半。

66. 圣愈汤

出自：《兰室秘藏》

主治：补气养血。治诸恶疮血出过多，心烦不安，不得睡眠，一切失血或血虚，烦渴燥热，睡卧不宁；疮证脓水出多，五心烦热，口渴；妇女月经超前，量多色淡，其质清稀，少腹有空坠感，心慌气促，倦怠肢软，纳谷不香，舌质淡，苔薄润，脉细软。

组成：生地黄，熟地黄，川芎，人参各三分。当归身，黄芪各钱半。

67. 芍药汤

出自：《素问病机气宜保命集》

主治：下血调气。

组成：芍药一两，当归半两，黄连半两，槟榔二钱，木香二钱，炙甘草二钱，大黄三钱，黄芩半两，官桂一钱半。

68. 升麻葛根汤

出自：《太平惠民合剂局方》

主治：大人、小儿时气温疫，头痛发热，肢体烦疼，疮疹已发及未发，疑贰之间，并宜服之。

组成：升麻，白芍药，炙甘草各十两。葛根十五两。

69. 顺气汤

出处：《卫生家宝》

主治：胃寒胸满，咳逆不止。

组成：柿蒂一两，丁香一两。

70. 散火汤

出自：《脾胃论》（原名升阳散火汤）

主治：男子妇人四肢发热，肌热，筋痹热，骨髓中热，发困，热如燎，扪之烙手。

组成：生甘草二钱，防风二钱，炙甘草三钱，升麻、葛根、独活、白芍药、羌活、人参以上各五钱，柴胡八钱。

71. 肾气丸

出自：《金匮要略》

主治：妇人病，饮食如故，烦热不得卧

而反倚息者，不得溺。

组成：干地黄八两，薯蓣四两，山茱萸四两，泽泻三两，茯苓三两，牡丹皮三两，桂枝、附子炮各一两。

72. 疏肝散

出自：《景岳全书》（原名柴胡疏肝散）

主治：疏肝解郁。主胁肋疼痛，寒热往来。

组成：陈皮（醋炒）、柴胡各二钱，川芎、枳壳（麸炒）、芍药各钱半，甘草（炙）半钱，香附钱半。

T

73. 天王补心丹

出自：据徐灵胎《兰台轨范》此方出自《道藏》。

主治：心血不足，神志不宁，津液枯竭，健忘怔忡，大便不利，口舌生疮等症。

W

76.五积散

出自:《太平惠民合剂局方》

主治:脾胃宿冷,腹胁胀痛,胸膈停痰,呕逆恶心,或外感风寒,内伤生冷,心腹痞闷,头目昏痛,肩背拘急,肢体怠惰,寒热往来,饮食不进,及妇人血气不调,心腹撮痛,经候不调,或闭不通,并宜服之。

组成:白芷,川芎,炙甘草,茯苓去皮,当归去芦,芍药,肉桂去粗皮,半夏汤洗七次,各三两。陈皮去白,枳壳去瓤炒,麻黄去根节,各六两。苍术米泔浸,去皮,二十四两。干姜爁,四两。桔梗去芦头,十二两。厚朴去粗皮,四两。

77.五苓散

出自:《伤寒论》

主治:太阳病,发汗后,大汗出,胃中干,烦躁不得眠,欲得饮水者,少少与饮之,令胃气和则愈。若脉浮,小便不组成：人参、白茯苓、元参、桔梗、远志各五钱，当归、五味子、麦冬、天冬、丹参、酸枣仁各一两，生地四两，柏子仁一两。

74. 通草汤
即通草一味煎汤，此法不载于本草。

75. 退翳散
出自：《秘传眼科龙木论·卷三》

主治：玉翳浮满外障。此眼初患之时，或时疼痛，皆是毒风上冲入脑，积热在于肝膈之间，致令眼内有翳如玉色相似，遮满瞳人，如此疾不宜针割熨烙，宜服退翳散立效。

组成：石决明、大黄、细辛、黄芩、车前子各一两，防风二两，芍药一两半。上为末，以水一盏，散一钱，煎至五分，食后温服。

利，微热消渴者，五苓散主之。

组成：猪苓十八铢去皮，泽泻一两六铢，白术十八铢，茯苓十八铢，桂枝半两去皮。

78.五苓甘露饮

出自：《黄帝素问宣明论方》（原名桂苓甘露散）

主治：伤寒中暑，冒风饮食，中外一切所伤，传受湿热内甚，头痛口干，吐泻烦渴，不利间小便赤涩，大便急痛，湿热霍乱吐下，腹满痛闷，及小儿吐泻惊风。

组成：茯苓一两去皮，甘草二两炙，白术半两，泽泻一两，桂枝半两去皮，石膏二两，寒水石二两，滑石四两，猪苓半两。

79.乌药散

出处：《医宗金鉴·妇科心法要诀》

主治：食癥。

组成：乌药，莪术，桂心，当归（炒），桃仁，青皮，木香各等分。

80.胃苓丸

出处：《丹溪心法》

主治：治脾虚湿胜，致成黄疸，或大便泄泻，小便清涩，不烦不渴。

组成：甘草，茯苓，苍术，陈皮，白术，官桂，泽泻，猪苓，厚朴。

81.胃苓承气汤

即胃苓汤合大承气汤。

X

82.小柴胡汤

出自：《伤寒论》

主治：伤寒五六日中风，往来寒热，胸胁苦满，嘿嘿不欲饮食，心烦喜呕，或胸中烦而不呕，或渴，或腹中痛，或胁下痞硬，或心下悸，小便不利，或不渴，身有微热，或咳者，小柴胡汤主之。

组成：柴胡半斤，黄芩三两，人参三两，半夏半升洗，炙甘草、生姜各三两切，大枣十二枚擘。

83. 小陷胸汤

出自：《伤寒论》

主治：小结胸病，正在心下，按之则痛，脉浮滑者，小陷胸汤主之。

组成：黄连一两，半夏半升洗，瓜蒌实大者一枚。

84. 血余散

血余散方甚多，不知此处为何种，存疑。

85. 杏苏饮

出自：《医宗金鉴·幼科心法要诀》

主治：伤风者，风邪伤卫也，卫主皮毛，内合于肺，故令身体发热憎寒，头疼有汗，嚏涕鼻塞声重，不时咳嗽也，脉浮缓，宜杏苏饮解散外邪，继用金沸草散开通气逆，则愈。

组成：杏仁，紫苏，前胡，桔梗，枳壳，桑皮，黄芩，生甘草，麦冬，浙贝母，橘红。引用生姜，水煎服。

86. 逍遥散方

出自:《太平惠民合剂局方》

主治:治血虚劳倦,五心烦热,肢体疼痛,头目昏重,心忪颊赤,口燥咽干,发热盗汗,减食嗜卧;及血热相搏,月水不调,脐腹胀痛,寒热如疟;又疗室女血弱阴虚,荣卫不和,痰嗽潮热,肌体羸瘦,渐成骨蒸。

组成:甘草微炙赤,半两。当归去苗微炒,茯苓去皮白者,芍药白,白术,柴胡去苗,各一两。

87. 香砂养胃丸

出自:《万病回春》(原名养胃丸)

主治:胸腹痞满。

组成:香附、砂仁、木香、枳实麸炒各七分,白术去芦、茯苓去皮、半夏姜汁炒、陈皮各一钱,白豆蔻去壳七分,藿香、厚朴姜汁炒各七分,甘草炙二分。

88. 香砂胃苓丸:即胃苓汤加木香、砂仁做丸剂。

89.香砂平胃散

即平胃散加木香、砂仁。

90.香砂平陈汤

即平胃散、二陈汤加木香、砂仁。

91.香砂四七汤

即四气汤加木香、砂仁。

92.香砂六君子汤

出自：《古今名医方论》

主治：益气补中，化痰降逆。治脾胃气虚，痰饮内生，呕吐痞闷，不思饮食，消瘦倦怠，或气虚肿满。

组成：人参一钱，白术二钱，茯苓二钱，甘草七分，陈皮八分，半夏一钱，砂仁八分，木香七分。

93.香薷饮

出自：《太平惠民合剂局方》

主治：治脏腑冷热不调，饮食不节，或食腥鲙生冷过度，起居不节，或露卧湿地，或当风取凉，而风冷之气，归于三焦，传于脾胃，脾胃得冷，不能消化水谷，致令真邪相干，肠胃虚弱，因饮食变乱于肠胃之间，便致吐利，心腹疼痛，霍乱气逆。有心痛而先吐者，有腹痛而先利者，有吐利俱发者，有发热头痛体疼而复吐利虚烦者，或但吐利心腹刺痛者，或转筋拘急疼痛，或但呕而无物出，或四肢逆冷而脉欲绝，或烦闷昏塞而欲死者，此药悉能主之。

组成：白扁豆微炒，厚朴去粗皮，姜汁炙熟，各半斤。香薷去土，一斤。

94.犀角地黄汤

出自：《千金方》

主治：伤寒温病，热伤失血。治伤寒及温病，应发汗而不汗之内蓄血者，及鼻衄、吐血不尽，内余瘀血，面黄，大便黑。

组成：犀角一两，生地黄八两，牡丹皮二两，芍药三两。

95.犀角解毒汤

出自：《杂病源流犀烛》

主治：治疹子出一日即没，毒邪内陷者。

组成：犀角，连翘，桔梗，生地，当归，薄荷 防风，黄芩，甘草，赤芍，牛蒡，荆芥穗。

96.续命汤

出自：《金匮要略》（《古今录验》续命汤）

主治：中风痱，身体不能自收，口不能言，冒昧不知痛处，或拘急不得转侧。

组成：麻黄，桂枝，人参，当归，石膏，干姜，甘草各三两。川芎一两。杏仁四十枚。

Y

97.养荣丸

出自：《太平惠民合剂局方》（原名人参养荣汤）

主治：治积劳虚损，四肢沉滞，骨肉酸疼，吸吸少气，行动喘啜，小腹拘急，腰背强痛，心虚惊悸，咽干唇燥，饮食无味，阴阳衰弱，悲忧惨戚，多卧少起，久者积年，急者百日，渐至瘦削，五脏气竭，难可振复。又治肺与大肠俱虚，咳嗽下痢，喘乏少气，呕吐痰涎。

组成：白芍药三两，当归、陈皮、黄芪、桂心去粗皮、人参、白术煨、炙甘草各一两，熟地黄制、五味子、茯苓各七钱半，远志炒去心半两。

98. 越婢汤

出自：《金匮要略》

主治：风水，恶风，一身悉肿，脉浮不渴，续自汗出，无大热，越婢汤主之。

组成：麻黄六两，石膏半斤，生姜三两，大枣十五枚，甘草二两。

99. 越鞠丸

出自：《丹溪心法》

主治：解诸郁。

组成：苍术，香附，川芎，神曲，栀子各等分。

100.越鞠平胃散

即越鞠散合平胃散。

Z

101.左金丸

出自：《丹溪心法》

主治：治肝火。

组成：黄连六两，吴茱萸一两或半两。

上为末，水丸或蒸饼丸，白汤下，

五十丸。

点睛：在《醉花窗医案》中王堉使用左金丸8处，其共同点为左关脉弦急迥异他部，根据兼症酌情合方，肺气上逆合苏子降气汤；左关弦而且滑者合木金散；肝血及脾气皆虚者合逍遥散。

102.枳术胃苓丸

即枳术丸合胃苓丸。

103.舟车神佑丸

出自：《丹溪心法》

主治：湿盛气实。

组成：舟车丸与三花神佑丸之组成

如下。

舟车丸：大黄二两，甘遂、大戟、芫

花、青皮、陈皮各一两，牵牛头末四两，木香半两。上为末，水丸如梧子大，每服六七十丸，白汤下，随证加减。

三花神佑丸：轻粉一钱，大黄一两为末，牵牛二两，芫花醋拌炒、甘遂、大戟各半两。上为末，滴水丸，小豆大。初服五丸，每服加五丸，温水下，无时，日三。

104. 真人养脏汤

出自：《卫生宝鉴》

主治：下痢赤白。

组成：人参、当归、白术各六钱，官桂、甘草各八钱，肉豆蔻半两，木香一两六钱，诃子一两二钱，白芍药一两六钱，罂粟壳三两六钱。

105. 资生健脾丸

出处：《先醒斋医学广笔记》

主治：健脾开胃，消食止泻，调和脏腑，滋养营卫。主胃脾虚弱，食不运化，胸腔饱满，面黄肌瘦，大便溏泄，以及妇人妊娠呕吐，小儿疳积，神疲便溏。

组成：潞党参三两，炒白扁豆一两五钱，豆蔻仁八钱，川黄连（姜汁炒）四钱，炒冬术三两，莲子肉二两，六神曲二两，白茯苓二两，广橘红二两，山楂肉（蒸）一两五钱，炙甘草一两五钱，芡实一两五钱，广藿香一两，炒麦芽二两，怀山药二两，春砂仁一两五钱，桔梗一两，炒薏仁米一两五钱。

106.震亨渗湿汤

出处：《医宗金鉴·杂病心法要诀》

主治：湿困于外。

组成：羌活，藁本，升麻，柴胡，防风，苍术。

图书在版编目（CIP）数据

读《醉花窗医案》笔记 / 陈腾飞，王帅编著 . —北
京：人民卫生出版社，2019
ISBN 978-7-117-27137-0

Ⅰ. ①读… Ⅱ. ①陈… ②王… Ⅲ. ①医案 – 中国 –
清代 ②《醉花窗医案》– 研究 Ⅳ. ①R249.49

中国版本图书馆 CIP 数据核字（2019）第 023024 号

| 人卫智网 | www.ipmph.com | 医学教育、学术、考试、健康，购书智慧智能综合服务平台 |
| 人卫官网 | www.pmph.com | 人卫官方资讯发布平台 |

读《醉花窗医案》笔记

编　　著：陈腾飞　王　帅
出版发行：人民卫生出版社（中继线 010-59780011）
地　　址：北京市朝阳区潘家园南里 19 号
邮　　编：100021
E - mail：pmph @ pmph.com
购书热线：010-59787592　010-59787584　010-65264830
印　　刷：三河市宏达印刷有限公司（胜利）
经　　销：新华书店
开　　本：710×1000　1/16　印张：21
字　　数：247 千字
版　　次：2019 年 4 月第 1 版　2019 年 4 月第 1 版第 1 次印刷
标准书号：ISBN 978-7-117-27137-0
定　　价：58.00 元

打击盗版举报电话：010-59787491　E-mail：WQ@pmph.com
（凡属印装质量问题请与本社市场营销中心联系退换）